JN315272

青春文庫

「粗食」が病気にならない体をつくる！

幕内秀夫

青春出版社

はじめに

いま、世の中は大変な健康ブームです。この本を手にとってくださった方の中にも、健康情報に気をつけている方が多いことでしょう。

でも、これほど健康になるための情報が広まっているというのに、周囲を見渡してみると、いかに不健康な人の多いことか。もしかすると、あなたもその一人ではありませんか。

試しに、あなたの「健康常識」が本当に正しいのかどうか、ちょっと確かめてみましょう。次の一〇項目のうち、あなたの信じている「健康常識」に当てはまるものに、チェックをつけてみてください。

□好き嫌いなく、栄養バランスを考えた食事を心がけている
□ご飯は太るので、あまり食べない
□朝はパン食中心で軽くしている
□なるべく、たくさんの種類のおかずを食べるようにしている
□野菜や果物は意識してとるように心がけている

□腸の調子をよくするために、乳製品を毎日とっている
□有機野菜や無添加の食材を買うようにすれば、体には安心だ
□できるだけ減塩の調味料、食品を選んでいる
□一日に三〇品目以上とるように心がけている
□白米は栄養分が少ないので玄米を食べている

さて、いくつの項目にチェックがついたでしょうか。おそらく、健康に対する意識の高い人ほど、チェック項目が多かったことと思います。

しかし、実はチェックの数の多い人ほど、不健康な方向へ進んでいる可能性が高いのです。なぜなら、誤った健康情報に踊らされている危険性があるからです。

健康情報の第一の誤り。それは戦後の栄養教育が作り上げた常識です。私たち日本人は、戦後六〇年間、気候風土も体質も違う欧米人の栄養学をそのまま受け入れ、欧米的に「栄養バランスのよい」食事を心がける食生活を目指してきました。その結果、生活習慣病をはじめとする病気にかかる人が多くなってしまったのです。

その反省として、健康食やダイエット食など、さまざまな食品の健康情報がテレビや雑誌で流されるようになりました。しかし、これが第二の誤りです。根本となる食

生活を変えないまま、「○○に効く」といった機能性や安全性ばかり追いかけて、かえって不健康になっている人が多いのです。

では、私たちはどのような食生活をすればいいのでしょうか。そのヒントは、日本伝統の食生活の知恵――「粗食」に隠されています。何百年、何千年という時間の中で築き上げられた日本人にいちばん合った食生活の知恵を、いまこそ見直したいのです。

とはいえ、現実問題として、昔のような食生活をそのまま再現するのは不可能です。仕事に追われて食事の時間も十分にとれないという人も多いでしょう。家事や育児が大変で、食事を一から作っている暇がないという状況もわかります。そこで、忙しい人でも手軽に粗食の効用が生かされるような食生活の知恵を紹介したのが本書です。

体調不良に悩んでいる方、これからの人生を健康で暮らしたい方はもちろん、お子さんの食事に頭を悩ませている方にも、この本に書いたことが広くお役に立てれば幸いです。

幕内秀夫

「粗食」が病気にならない体をつくる！　もくじ

2章 〝体にいい〟つもりの食べ方が、実は大間違い！

3章 夕食が遅い人、外食が多い人ほどこの食べ方が、ものをいう

4章　脳と体が確実に若返る！毎日のラクラク「粗食」生活　131

5章　実証　私たち「粗食」で、肥満、冷え性、高脂血症…がこんなに改善しました！　167

カバー・扉写真 ＊ アマナイメージズ
©wa+sabi.images /amanaimages/amanaimages

本文イラスト ＊ 竹口睦郁

編集・構成 ＊ 二村高史

本文デザイン・DTP ＊ ハッシィ

1章

なるほど、だから「粗食」は体にいいのか

——日本人の食生活が育んだ知恵の集積

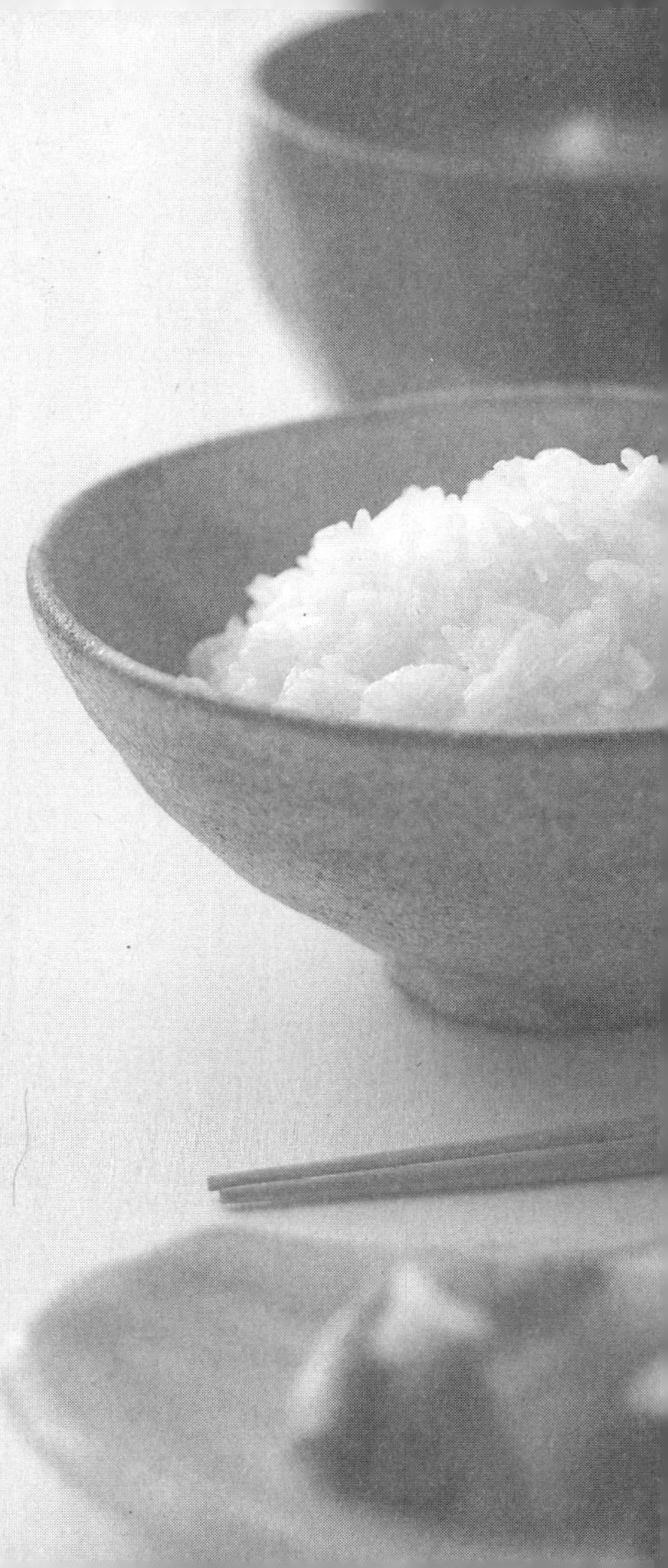

いま、日本人の病気になる年齢が急激に早まっている

「ご飯ばっかり食べていないで、野菜も肉もバランスよく食べなさい」

子どものころ、こういわれた経験がどなたにも、一度や二度はあることでしょう。そして、少しでも好き嫌いをいうと、「好き嫌いをすると体が丈夫にならないよ」「バランスよく食べないと病気になりますよ」などとしかられてしまいます。

私たちは、こうして、大人になってからも、好き嫌いなく何でもバランスよく食べることこそが大切なことと信じ込んできました。

では、その〝バランスのいい食事〟をとっている現代の日本人は、みな健康な生活を送っているのでしょうか。

残念ながら、答えはノーです。それどころか、かえって昔よりも病気がちになってしまいました。

確かに、昔の人よりも経済的に余裕ができ、食べ物の量的には豊かになっていますから、同じ年齢の人をくらべると外見だけは若々しく見えるかもしれません。でも、

むしろ体の中は、実際の年齢よりもすっかり老け込んだような状態となり、さまざまな病気を抱える人が増えてきたのです。

このことは、糖尿病や高脂血症になる若い人が増え、男性の更年期障害の増加や乳がんになる女性の年齢がどんどん早まるといった、これまでにない現象にも表れています。

問題はそれだけではありません。健康のことを考えずに、本能のおもむくままに食事をしている人ならともかく、不思議なことに、さまざまな健康情報を仕入れ、健康に気をつかっている人まで、不健康になっている現状があるのです。

いったい、なぜこんなことになってしまったのでしょうか。

実は、その答えは、〝バランスのいい食事〟という考え方自体にあります。

さまざまな食品を、好き嫌いなく、〝バランスよく〟とろうとするあまり、私たちはどんどん健康からかけはなれ、ますます老化を進めてしまっています。

みなさんは、バランスのいい食事と聞いて、そのほうがいいではないか、と思われるかもしれません。

しかし、この考え方には、決定的な落とし穴があるのです。それを、順を追ってご説明していきたいと思います。

五〇年前、日本の食生活に起きた大変化

「ご飯を残してもいいからおかずを食べなさい」

そういわれて育ったのが私たち現代人です。

しかし、だからといって、野菜や海藻や魚や豆のおかずを多く食べるようになったわけではありません。実際、違うものが増えてしまいました。なぜなら、おかずではお腹がいっぱいにならないからです。

人は熱量をとらなければ生きていけません。ご飯は、生きていくためにいちばん効率のよい熱量源でした。

しかし、ご飯を減らしてでも、もっといろいろなものを食べたほうがいいという戦後の誤った栄養教育によって、別の熱量源が増え、結果的に日本人の体が蝕まれる原因となってしまったのです。

その典型的な例が、沖縄の平均寿命の低下です。

沖縄の人というと、健康で長生きというイメージが強いことでしょう。確かに、一

○○歳以上の長寿の人が多く、つい最近まで男女とも平均寿命は全国の都道府県のトップを占めていました。

ところが、この「沖縄＝長寿」というイメージを大きくくつがえす「事件」が起きたのです。

平成一二年の調査で、女性の平均寿命は相変わらずトップであったものの、なんと男性が二六位にまで落ちてしまったのです。四七都道府県中の二六位ですから、平均以下ということです。沖縄では、「二六ショック」と呼ばれて、大きなニュースとなりました。

では、なぜそんなことになってしまったのでしょうか。

その理由は、沖縄の年齢別の死亡率を見ると、よくわかります。五〇歳以上の死亡率は、全国平均よりもかなり低くなっているのに対して、五〇歳未満の人たちの死亡率が、目立って高くなっているのです。

つまり、五〇歳を境にして、それ以上の人は長生き、それ未満の若い人は短命になってしまったというわけです。これは男性だけでなく、女性も同様です。このままだと、女性のトップもあと数年すると、どうなるかわかりません。

それでは、このデータはいったい何を意味しているのでしょうか。

それには、いまから五〇年ほど前のことを思いやる必要があるでしょう。ちょうど私が生まれたばかりの時代ですが、そのころは日本の食生活に大きな変化が起こった時代でもあるのです。

当時の栄養学者が、「米ばかり食べていると頭が悪くなる」「優れた動物性タンパク質である肉をしっかり食べないと体が強くならない」「牛乳でカルシウムをとらないと骨がもろくなる」などといい、日本人の献立が大きく変わったのがこの時期です。

とくに、アメリカの支配下にあった沖縄では、食生活が劇的に変化しました。戦前の沖縄では、芋類と野菜が多く食べられていたのですが、戦後は肉の缶詰が大量に出回り、ハンバーガーやコーラも本土に先駆けて一般に広がったのです。

沖縄の戦後世代が短命になった大きな理由は、こうした食生活にあるという点で、医療関係者の意見はほぼ一致しています。

現在の沖縄の順位も、五〇歳以上の人たちがいるから維持できているのでしょう。その人たちがこの世を去ったら、沖縄県の平均寿命は限りなく最下位に近づくのではないかといわれています。

これは、沖縄だけの問題ではありません。沖縄に遅れて、食生活の変化は日本全体に及びました。確かに、いまのところ日本は長寿大国といわれ、平均寿命は世界で一、二位を争っています。しかし、そんな地位にいられるのも、もうそんなに長くはないと私は考えています。

糖尿病の子どもが急増している原因は一つしかない

とはいえ、食生活の変化が、どのように私たちの体に影響を与えているのか。正直なところ、それを証明するのは難しいことです。

しかし、私たちはそれを経験的に感じることはできます。

私は、何千人という患者さんの食事指導を通じ、体の不調の原因が食べ物にあることを身をもって実感してきました。そして、食生活を変えることによって、かなりの確率で体調がよくなるということも経験しています。まさに、「論より証拠」といってよいでしょう。

いってみれば、私たちは戦後ずっと、食生活を和風から洋風に変えることによって、人体実験を繰り返してきたといってもいいかもしれません。さきほどの沖縄の例は、その人体実験の結果と考えることができます。

実は、もう一つ、一〇年以内にはっきりとした結果が出そうな〝人体実験〟があります。それは、小児糖尿病の急増です。

小児糖尿病の原因は、突発的なもの（Ⅰ型糖尿病）と生活習慣によるもの（Ⅱ型糖尿病）がありますが、最近になって増加しているのがⅡ型です。この原因は、どう見ても食生活にあるとしか考えられません。

というのも、大人がかかる糖尿病ならば、その原因は、運動不足、食べすぎ飲みすぎ、ストレスなど、さまざまな要素が考えられるでしょう。

でも、子どもにはアルコールの飲みすぎはないでしょうし、ストレスや運動不足といっても、たかがしれています。

そもそも、子どもは、代謝が盛んで、寝返りをうつだけで成長するのです。そんな子どものうち、一〇人に一人が肥満だというのですから、ただ事ではありません。

そういう目で見ると、砂糖のたっぷり入った清涼飲料水をがぶ飲みして、スナック菓子やファーストフードを大食いをしている子が、どれほど多いことか。そういうものばかり飲み食いしていたら、糖尿病になってしまうのも不思議ではありません。

糖尿病といえば、かつては成人病と呼ばれた病気の一つで、もっぱら中年以降の人間がかかるものと考えられていました。ところが、いまや小学生が糖尿病になる時代です。食生活の変化で、いかに私たちの体が蝕まれているかが、おわかりになるでしょう。

婦人科系疾患の背景にある見逃せない食事情

実は、現在の日本で、もっとも病気の進行の目立つのは若い女性です。それは、乳がんや婦人科系の病気にかかる時期が、どんどんと低年齢化していることからもうかがえます。

乳がんの場合、以前は四〇代後半から五〇代の人に多く見られるものでした。ところが、だんだんと乳がんの発生する年齢層が下がり、いまでは四一歳がピークになっているといいます。この調子でいけば、まもなく三〇代が乳がん年齢の中心になってくることは間違いありません。

そのほかにも、子宮筋腫、卵巣嚢腫、子宮内膜症といった婦人科系の病気が急増。これもまた、だんだんと患者の年齢層が下がっているのが気がかりです。

驚くことに、最近では二〇代後半で、更年期障害と同じような症状の人が増えてきたという報告もあります。

一方で、男性もまた、若くして高血圧、高脂血症、糖尿病といった生活習慣病に悩む人が、着実に増えています。がん患者の数は、男性が女性の約二倍といわれており、これもまた大きな問題です。

しかし、男性のがん患者は、その大半は五〇歳以降。それを考えると、若い女性の乳がんの増加は、異常な状態といっていいでしょう。

それにしても、不思議ではありませんか。三〇代、四〇代の人たちを見てみると、女性のほうが健康に気をつかっているのは一目瞭然。食事にしても運動にしても、健康に対する意識には、格段の差があるはずです。

では、病気の原因は、どこにあるのでしょうか。

やはり、これも食生活と密接に関係していることは間違いありません。なかでも私が犯人と確信してやまないのが、油と砂糖のとりすぎです。

もちろん、油と砂糖のとりすぎによって、体に余分な脂肪がついてしまい、それが生活習慣病の原因となることは知られています。それはそれで体の不調を招く大きな問題なのですが、女性の場合はそのうえに、もう一つ別の問題が控えています。それは、油のとりすぎが女性ホルモンの増加につながるという事実です。

というのも、脂肪分が体内でコレステロールとして蓄積され、それが女性ホルモンを作る材料となっているからです。

もちろん、女性ホルモンが適切な量だけ分泌されていれば問題はありません。若さを保ち、美しさを保つもとになるからです。

しかし、現代の食生活では、油をとりすぎることにより、女性ホルモンの分泌が過剰になっていると考えられます。そうなると、子宮や卵巣といった器官に負担がかかり、婦人科系の病気を引き起こすというわけです。

このあたりのメカニズムは、まだ詳しくは解明されていませんが、婦人科の先生方の意見も、ほぼそれで一致しています。

意外と知らない〝隠れ脂肪食〟に要注意

戦後の日本人の食生活において、油の量は着実に増加してきました。昭和三〇年代と比較すると、三、四倍になっているといわれ、とくに若い人たちの摂取量はアメリカ人とほぼ肩を並べるほどだといわれています。

そうした油のとりすぎが、一方では生活習慣病を招き、またもう一方では婦人科系の病気急増の原因となっているのです。

しかし、なかには疑問に思う人もいるでしょう。

「油をとっているというが、男性にくらべると、女性が天ぷらや揚げ物をとる量は限られているのではないか」

確かに、カツ丼や天丼、あるいは油ぎとぎとのラーメンといえば、もっぱら男性の専売特許。女性が食べるにしても、ごくたまにでしょう。

でも、そうした一目瞭然の油の代わりに、女性が知らないうちに大量の油をとっていることは、あまり知られていません。

いったい何から大量の油をとっているのか。

それは、パン、パスタ、ピラフ、グラタン、ドリア、ピザといった洋風の主食――私が以前から「カタカナ主食」と呼んでいるものです。こうしたカタカナ主食が増えたことで、本人が自覚をしないままに脂質摂取量が増えてきてしまったのです。

確かに、パスタは天丼ほど油っこいとはいえませんし、ピラフにしても油ぎとぎとという印象はないかもしれません。

女性は気づいていない人が多いのです。かつ丼や天丼、牛丼は見た目には迫力があ

小中高生の高脂血症の割合(2002年)

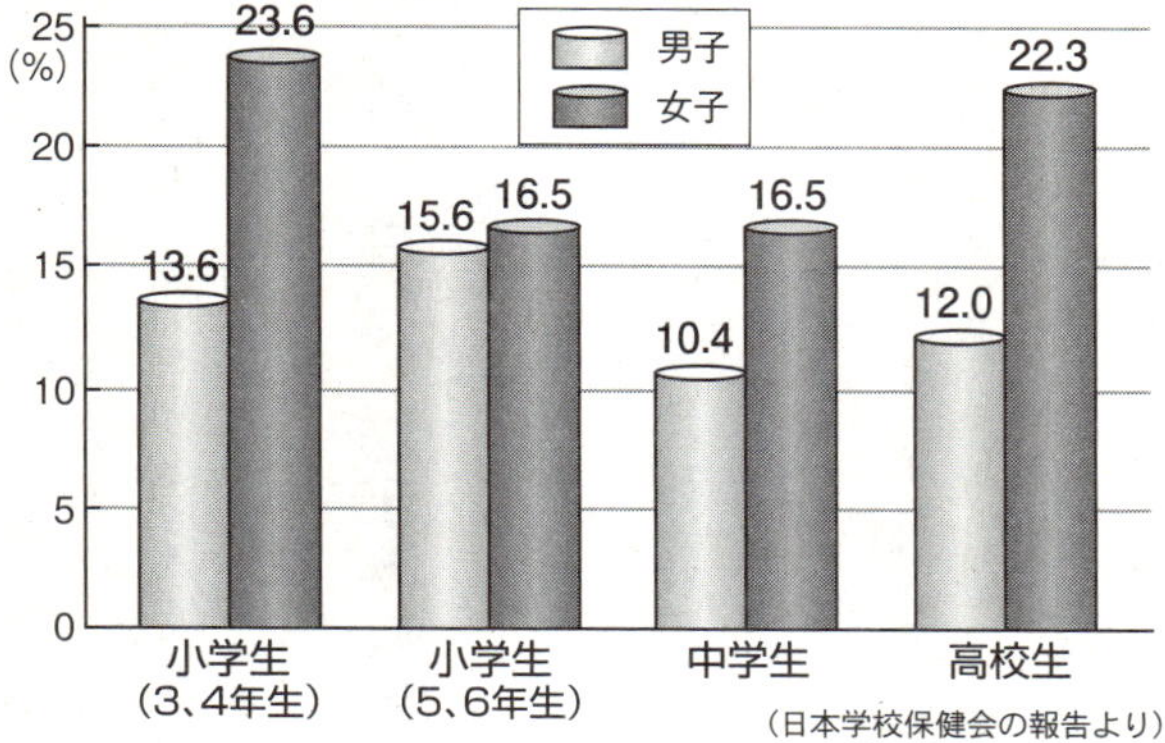

(日本学校保健会の報告より)
[2006年2月12日　神戸新聞]

ります。しかし、それは上だけです。下には、しっかりと砂糖も油もないごはんがあります。したがって、カタカナ主食に比べて、脂質含量はそれほど多くないのです。

　これに対して、とくに若い女性は一年中少しずつ、しかし着実に脂質をとり続けている傾向にあるのです。

　下手をすると、油ぎとぎとと思われている男性よりも、総量では若い女性のほうがたくさん油をとっているかもしれません。この「無自覚の脂肪過多」が、若い女性の食生活の大きな問題点となっているのです。

　実は、それを証明する驚きのデータがあります。女子高校生の約五人に一人が高脂血症だというものです。これは男子高校生の約二倍。

ダイエットに関心が高い女子高校生のほうが、食生活をほとんど気にしない男子高校生よりコレステロール値が高いとは皮肉なものです。

この原因が、スナック菓子やケーキだけでなく、パンやパスタといったカタカナ主食にもあることは、間違いありません。

〝パン食〟が〝油まみれ食〟になりやすい訳

さきほど述べたカタカナ主食の中で「あれ？」と不思議に感じた人はいないでしょうか。

「パンなんて、ほとんど油は入っていないじゃないか」

いや、そんなことはけっしてありません。現在、日本で好まれているパンは、ふかふかの柔らかいものばかりで、まるでスポンジケーキ同様。そんなパンの中には、スポンジケーキと同じく、それはたっぷりと油が含まれているのです。

そのことは、実際にパンを自分で作ったことのある人ならば、おわかりでしょう。クロワッサンにいたっては、もう油だらけといっても過言ではありません。

油まみれの朝食

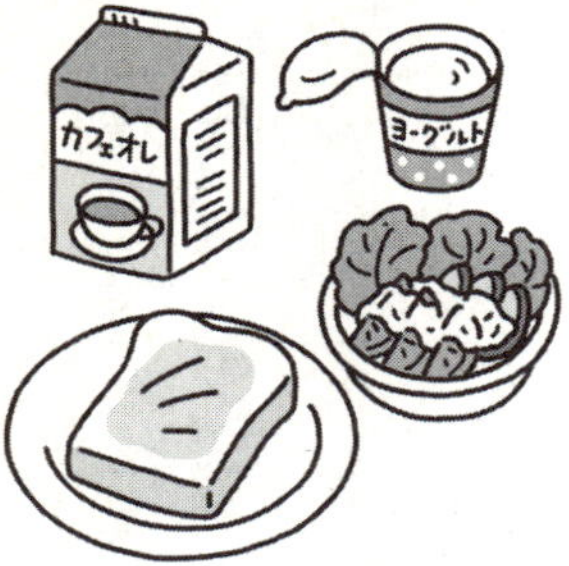

しかも、パンに塗るものといえばバターにマーガリンといった油の塊。間にはさむものはハムやツナ、フライなど、やはり油が多く含まれるものばかりです。
それもそのはずで、パンに含まれる水分は約三割に過ぎないからです。私たちがおいしく感じるものは、体内の水分の割合に近い六割から七割といわれていますから、そのまま食べたのでは口の中がボソボソしてしまいます。そこで、そのボソボソをなくすために、口の中の粘膜を油でコーティングする必要があるわけです。

ですから、パン食に合うおかずも、ドレッシングやマヨネーズがたっぷり使われたサラダ。そして、付け合わせには乳脂肪分たっぷりのヨーグルトを食べ、やはり乳脂肪分たっぷりの牛乳を入れたカフェオレを飲む。さっぱりしているはずの朝食でさえ、これだけ油まみれになっていることを、自覚している人は少ないのではないでしょうか。

一つ一つの食品に含まれる油の量はそれほどでなくても、全部合わせればかなりの量になってしまいます。まさにこれが、「無自覚の脂肪過多」の恐ろしさなのです。

こんな具合で、一日三食とっていれば、体に変調をきたさないほうが不思議です。

「清涼飲料水」に含まれるこれだけの砂糖

現代の食生活の問題点は油だけではありません。砂糖のとりすぎもまた重要なポイントです。

最近では、カロリーを気にしている人が増えたためか、コーヒーや紅茶に砂糖を入れないで飲む人も多いようです。

でも、待ってください。そんなところでちょっとの砂糖を節約しても、あなたは知らないうちにたっぷりと砂糖をとっているかもしれません。

その筆頭に挙げられるのは、なんといっても洋菓子でしょう。ケーキを実際に作ったことのある人は、いかに砂糖を入れるか実感していることと思います。なにしろ、三、四人分のケーキに、丼一杯近い砂糖を入れるのですから……。

とはいえ、私は洋菓子を食べることを否定する気はありません。仕事で疲れたときに、甘くておいしいケーキは、ストレス発散にぴったり。アルコールの苦手な人は、甘いケーキが酒の代わりになるというのはよく理解できます。それで幸せになれるのならば、無理に食べないようにすると逆効果になってしまいます。

それに、洋菓子には砂糖がたっぷりと含まれていることくらい、誰だってわかっています。

「きょうはケーキを食べすぎた」と意識すれば、次の日は甘いものを控えようとするものです。

本当に問題なのは、甘いものを食べたという自覚がないうちに、大量の砂糖をとっていることなのです。

自覚のない砂糖

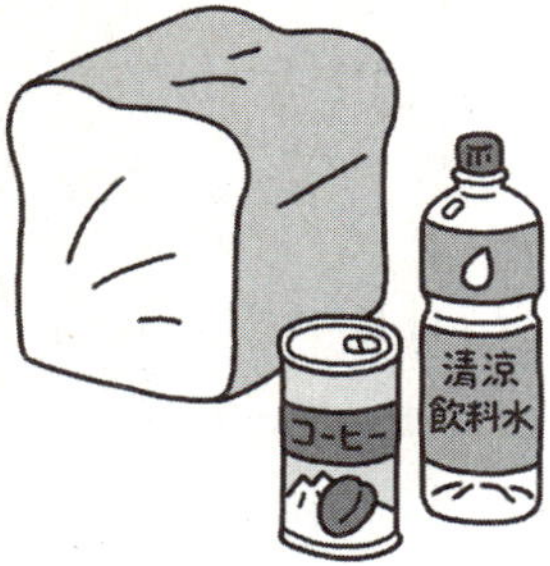

では、自覚がないうちにとっている砂糖とは何でしょうか。実は、そのもとになっているのが、パンと清涼飲料水です。
さきほどは、ふかふかのパンを作るために、大量の油を使うと書きましたが、実は柔らかいパンを作るには、油だけでなく砂糖も大量に必要になるのです。
さらに、パン以上に問題なのが清涼飲料水。ジュースやスポーツ飲料、缶コーヒーなどの清涼飲料水には大量の砂糖が使われています。

一般的な清涼飲料水には、砂糖に換算して重量比で約一〇パーセントの糖分が含まれているといいますから、三五〇ミリリットルならば砂糖にして約三五グラム！　スティックシュガーが三グラム前後ですから、その一〇本分以上の砂糖が入っていることになります。とくに、男性が大好きな缶コーヒーは、それほど甘く感じていない方も多いと思われます。しかし、二〇〇ミリリットルほどのこの缶にも二〇〜二五グラムの砂糖が入っているのです。

「無自覚の脂肪過多」に加えて、「無自覚の砂糖過多」によって、私たちの体は知らず知らずのうちに病気への道をまっしぐらに進んでいるのです。

パスター皿とかつ丼一杯、脂肪が多いのはどちらか？

「朝はパン食で軽めに」こう思ってパン食をする人は男女を問わずに多いのですが、実は、パン食は油と砂糖だらけの食事だということを自覚する必要があります。

「健康のためには野菜もとらなくちゃ」と生野菜のサラダを食べると、マヨネーズや

1食当たりの脂肪含量

(%)

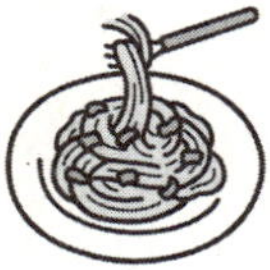	スパゲッティナポリタン	31～35
	スパゲッティペスカトーレ	46～53
	ミックスピザ	36～46
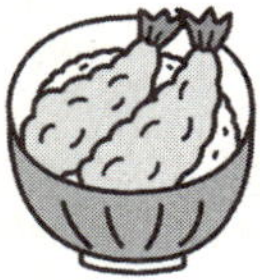	天　丼	13～19
	牛　丼	17～20
	カツ丼	13～16

ドレッシングの油がたっぷり。

「体のためには、ヨーグルトも食べよう」などと思うと、さらに乳脂肪分がプラス。しかも、市販のヨーグルトには、砂糖がたっぷり入っているものが少なくありません。

喉が渇いたら、「脂肪を燃やすと宣伝している健康飲料」をごくごく飲んで、さらに砂糖を補充してしまいます。

さらに昼食は「健康にいいオリーブオイル」を使ったパスタを食べて、夕食は「脂肪がつきにくいサラダ油」で揚げ物を作ったりしたら、これはもう完璧な油づけ。

オリーブオイルは体にいいといっても、それはあくまでも比較の問題です。問題は、油が多すぎるという事実にあることを忘れてはいけません。

欧米のように、あれだけパスタやパンを食べている国ならば、確かにオリーブオイルがいいのか、ほかの食用油がいいのかを研究する必要があるでしょう。油がなくては食事が成り立たないために、どの油を使えばよいのかが、健康に生きるために欠かせない問題だからです。

しかし、その油に関する健康情報だけをとりあげて、どんな油がよくて、どんな油が悪いというのはあまり意味がありません。大前提として、ただでさえ油や砂糖をとりがちな現代人は、その量を少しでも減らす努力をするべきではないでしょうか。サラダにしても、健康飲料にしても、体にいいことをしているつもりで、実はひどく体に悪いことをしているのです。

これならば、何の健康情報も耳に入れずに、本能のおもむくままにカツ丼や天丼を食べているほうが、まだましかもしれません。いくらなんでも、毎食カツ丼や天丼を食べられる人はいませんし、油をとりすぎたと思ったら、自然と油をとらない食事をしたくなるものです。

でも、健康にいいことをしていると信じ込んでいると、この本能が働かなくなってしまいます。毎食油づけ、砂糖づけの食事になっているのに、いつまでも気がつかないのです。

みなさんもご自分の食生活を見直してみてください。あなたが「体にいい」と思っていることは、実は「体に悪い」ことかもしれません。

「サラダは天ぷらやフライの仲間」と言える理由

いまの世の中は、テレビにも雑誌にも健康情報があふれていますが、これに対する態度は、女性と男性とで違っているようです。

「体にいい」と思い込むと、とことんまでやってしまうのは、女性にありがちな傾向です。

たとえば、女性が作ってくるお弁当にはおかず入れの半分ぐらいに生野菜が入っていることがあります。おそらく、「野菜を食べると体にいい」という情報が、頭に刷り込まれているのだと思います。

確かに、野菜を食べること自体はいいことです。しかし、生野菜というのはほとんどが水分なのです。試しにお湯をかけてみると、小さく縮んでほんの少ししか残らないことがわかります。

ホウレン草のおひたしならば、すでにお湯を通してあるので、同じ分量で生野菜よりも野菜自体を多くとることができます。でも、生野菜はかさばるだけで、実質的には水をとっているようなもの。付け合わせで食べる程度では、とても「野菜をとった」とはいえません。

しかも、コンビニで買うサラダにも、レストランで付け合わせに出てくる生野菜にも、マヨネーズやドレッシングがふんだんにかかっています。もう、これは野菜料理としてカウントすべきではありません。

使われている油の量を考えれば、「サラダというのは天ぷらやフライの仲間」と考えるべきでしょう。

このように、健康情報を気にするあまり、根本的なところで解釈がずれているように感じられる女性は多いものです。

野菜は、おひたしや和え物にして、野菜自体をたっぷりとる工夫をしたほうが断然、効果的です。野菜自体の量がなく、実質が油ばかりの生野菜サラダを食べるのは、あまり健康的とは思えません。

では、男性は健康的な食生活をしているのかといえば、そうともいえません。こちらは女性と対照的に、健康情報をまったく気にかけない人が大半を占めています。

胃袋にまかせて、たらふくご飯を食べ、アルコールをしこたま飲みます。何も考えず天丼、カツ丼、牛丼、焼き肉と、油を大量にとっています。そして、病気の兆候が表れてはじめて、自分の食生活を真剣に考えるという人が多いのです。

それでも、丼を食べている人は主食にご飯を食べている分だけ、多少ましな食生活といえるのかもしれません。

現代人の食生活を評価してみると、男性はいいわけでもないけれど、ものすごく悪いわけでもない、ややマイナス気味のところに、ほとんどの人が集中しているといっていいでしょう。

女性は人によって非常に理想的な食生活をしている人もいれば、間違った健康情報でひどい食生活をしている人もいます。いってみれば、マイナス一〇〇からプラス一〇〇の状態まで、広く存在しているのが女性の特徴です。

その結果、日本の男性の健康状態はそのほとんどが黄色信号の状態にあるといえます。高脂血症、高血圧、糖尿病といった生活習慣病の人も多く、予備軍を含めたら大変な数にのぼっています。五〇歳を過ぎたとたんに、胃がんや大腸がんになる人も増えています。

女性は赤信号が灯っている状態の人がかなり多くいます。ずれた健康情報にだまされて、油まみれ砂糖まみれの食事を続けたために、三〇代、四〇代で婦人科系の病気や乳がんを発病する人が増えていると考えられるのです。

一番クリーンなエネルギー源、それが「粗食」

では、油や砂糖を極力とらないようにするには、どんな食事がいいのでしょうか。それは、日本人が伝統的にとってきた食事にほかなりません。つまり、ご飯を中心とした和食です。ご飯とみそ汁を中心にした食事ならば、油も砂糖もほとんど含まれていないからです。

確かに、脂の乗ったサンマを焼いて食べることもありますが、それは自然に含まれているものであって、パンやフライに使われる油の量とは比較になりません。煮豆のようなおかずを作るときに砂糖を使うこともありますが、これもケーキやパンに比較すれば少量といっていいでしょう。

私がご飯を中心とする和食をすすめる理由は、それだけではありません。ご飯を代表とする炭水化物は、人間の体にとっていちばんクリーンなエネルギー源だからです。

そのことについて、ちょっと説明していきましょう。

私たちが活動するためのエネルギーは、いうまでもなく食事から補給します。食べ物の中には、さまざまな栄養素が含まれていますが、そのうちエネルギー源になる栄養素は三つしかありません。

それは、炭水化物、脂質、タンパク質。これらの栄養素を、私たちは活動するエネルギーとして使っているのです。

なぜ、三種類もエネルギー源があるのかといえば、エネルギーとしての効率や、エネルギーに変わるまでのスピードなど、それぞれに特徴があるからです。

たとえてみれば、実際の燃料に、石炭、石油、天然ガスといった種類があるのと同じようなものと考えればいいかもしれません。どの燃料を使っても暖かくなるのですが、石炭と石油と天然ガスとでは特徴が違うのはいうまでもありません。

では、炭水化物、脂質、タンパク質をくらべると、どういう違いがあるのでしょうか。

クリーンなエネルギー源

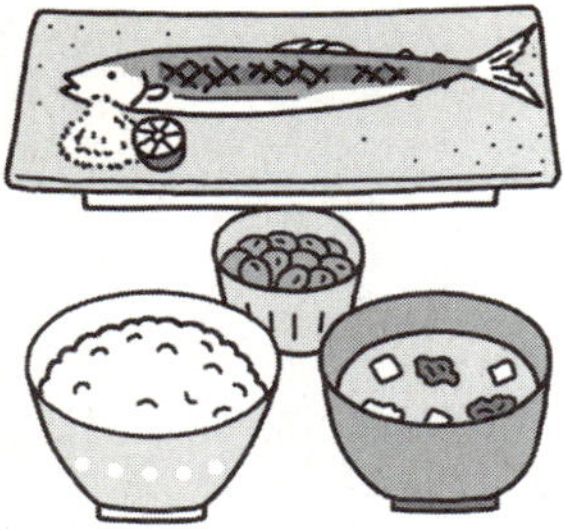

炭水化物は、たとえば空気中で紙を燃やしたようなもの。確かに煙くはなりますが、それほど臭くなるわけではありません。

しかし、タンパク質は髪の毛や爪を燃やしたようなもので、臭くてたまりません。脂質はロウソクを燃やしたようなもので、かなりのススや黒い煙が出てきます。

もちろん、体内での反応と空気中での反応は、まったく同じではありませんが、似たようなことが体の中で起きていると考えて差し支えないと思います。

そもそも、人間の体というのは、ものを食べれば何かしらの負担が体にかかってきます。これは、ストーブで燃料を燃やせば、多少とも空気が汚れるのと同じようなものです。でも、そこで燃料に炭水化物を使えば、臭いもススも少なく、いちばんクリーンな状態で燃やすことができるのです。

同じエネルギーをとるならば、脂質やタンパク質でとるよりも、ご飯のような炭水化物でとったほうが、体にとって負担になりません。

では、エネルギー源を、脂質やタンパク質中心にしたらどうなるのでしょうか。

実際に、そうした生活をしているのが、植物が育たないために、肉ばかり食べている北極圏のイヌイットや、乳製品を大量にとるヒマラヤの高地の住人です。

実際に、彼らの住むところを訪ねたことがありますが、同じ年齢でも日本人よりも老け込むのが早く、寿命も短いようです。

また、肉や油を大量にとったときの老廃物は、肌に現れてきます。それが、肌荒れやシミ、あるいは体臭の原因になってきます。

最近は、きつい香水をつける人が多くなりましたが、これは、けっして偶然ではないでしょう。食事の変化によって体臭が欧米人並みになり、それをごまかすために、きつい匂いの香水をつけるようになったのだと私は考えています。

いま、「食材」の数が驚くほど減っている！

いま、私たちの食卓には、さまざまな食品が並び、実に豊かになったように見えます。

五〇年前の日本の食卓といえば、朝、昼、晩と、ご飯、ご飯、ご飯の連続でした。

いまはといえば、朝はパン、コーンフレーク、昼はラーメン、パスタ、ピザ、焼きそば、おやつにお好み焼き、たこ焼き、ドーナツなどなど、実に種類が豊富です。

そして、こうしたさまざまな食品を食べることで、私たちはバランスのいい食事をとっているつもりになっています。

でも、よく見てください。増えたように見える食品は、どれも小麦粉と油と砂糖。それが、形を変えて私たちの目の前に現れているだけではありませんか。引っ張って硬くすればラーメンやパスタであり、ハンバーグをはさめばハンバーガーで、ソーセージを入れるとホットドッグに早変わり。小麦粉を丸めて揚げて砂糖をまぶせばドーナツで、のばして平べったくしてチーズをかけて焼けばピザ。

食の多様化などといわれていますが、実は小麦粉の多様化に過ぎません。豊かに見えて、私たちの食卓は限りなく貧しくなっているのです。

それも、使われているのは、ほとんどが輸入小麦粉。国産の小麦はタンパク質が少ないため、ふんわりとなりません。その点、輸入小麦はタンパク質が多いので、どのような形にも変形できるのです。

野菜の種類も少なくなりました。

スーパーの売り場へ行けばわかるように、野菜はどんどん季節感がなくなり、棚に並んでいるのは、ジャガイモ、タマネギ、ニンジン、レタス、トマト、キュウリ、キャベツといった野菜がほとんど。つまり、カタカナ主食に合うサラダやコロッケ、シチューなどに使う野菜が大半を占めていて、ほかの野菜は極めて少ないのが現状です。

カタカナ食と和食の脂質割合

		献　立	脂質の割合
朝食	和	ご飯、みそ汁、アジの干物、おひたし	14%
	洋	食パン、オムレツ、サラダ、紅茶	**40%**
昼食	和	ちらし寿司、すまし汁	4%
	洋	スパゲッティボンゴレ、ブロッコリーのサラダ	**36%**
	中	ラーメン、餃子	**27%**
夕食	和	ご飯、すまし汁、カツオのたたき、若竹煮、アスパラガスの辛し和え	13%
	洋	ガーリックライス、ペッパーステーキ、付け合わせ、サラダ菜のサラダ	**46%**

農林水産省「食料需給表」、科学技術庁「五訂日本食品標準成分表」等を基に農林水産省で試算した資料から抜粋

かつて、八百屋の店頭には、季節の野菜が豊富に並びました。春になれば、セリ、ウド、フキといったアクの強い野菜で、体を目覚めさせます。夏には、トウガン、キュウリ、トマトなど、体を冷やす野菜が採れます。秋になると、キノコ、クリ、クルミ。冬には、ネギやレンコン、ニンジン、ダイコン、ゴボウ、サトイモといった根菜類。こうした野菜を、どんなに貧しい人でも食べていたのです。

豆類にしても、ウグイス豆、インゲン豆、金時豆といった、さまざまな種類のものがありました。ご飯中心の食生活ですから、どんな野菜や豆類も合うのです。これこそが、豊かな食生活といえるのではないでしょうか。

確かに、現在の欧米風の食卓は主食が多様化し、華やかでバランスがとれているように見えます。でも、それはあくまでも見かけだけであり、実情は貧しいばかりです。そして、主食の多様化が、まさに油と砂糖を増やした原因となってしまったのです。

赤ちゃんの離乳食にはまずおかゆを与える訳

私たち日本人は、昔から病気になったらおかゆを食べてきました。赤ちゃんだって、おっぱいが終わると、まず重湯からはじまっておかゆになっていき、だんだんと体を慣らしてからご飯に変わっていきます。

母乳は「ほんのり」甘いのが特徴です。その甘さは、乳糖と呼ばれるもので、炭水化物の一つです。牛乳やヤギの乳汁に比べて、極めて多いのです。

最初から、肉を欲しがる赤ちゃんはいません。赤ちゃんは、炭水化物がもっとも体に負担のかからないエネルギー源だということを、本能的に知っているのです。

炭水化物がクリーンなエネルギー源だという事実は、腎不全で人工透析をしているような患者さんを見るとよくわかります。

腎臓というのは、ご存じのように、体内の老廃物を取り除く役割をする器官です。もちろん、脂質やタンパク質を燃やしてできたカスもまた、腎臓を通して体外に排出されます。

ところが、腎臓の機能が低下してしまった人は、うまく老廃物を取り除くことができません。そのために、腎不全の患者さんは、脂質やタンパク質を徹底的に減らした食事をとらなくてはならないのです。重症の患者さんになると、肉や魚どころか、豆腐さえも禁止され、炭水化物中心の食事にさせられます。

それだけ、脂質やタンパク質にくらべて、炭水化物は体に負担をかけないクリーンなエネルギー源だということがおわかりでしょう。

これは、腎不全の患者さんに限りません。たいていの病気では、体が弱れば弱るほど、油っこいものを嫌うようになります。死期が近づいた人は、寿司を食べたいとはいいますが、焼き肉やバターたっぷりの炒め物を食べたいとは、けっしていいません。

人間というものは、生まれた直後、そして死を目前にしたときのように、命がかかっている場面では、重湯、おかゆ、ご飯を食べるように仕組まれているようです。

おそらく、どれがきれいな燃料で、どれがきれいでない燃料なのかを、人間は本能的にわかっているのでしょう。

なぜ現代人は「油」と「砂糖」をやめられないのか

それなのに、きれいでない燃料である油や砂糖を、なぜ現代人は大量にとってしまうのでしょうか。そのいちばんのキーワードは、「飢えた脳」だと私は考えています。

つい最近まで、人類の歴史というものは、飢えとの戦いだったといっても過言ではありません。そのため、私たちの脳には、食べられないことへの恐怖が深く刻み込まれてしまったわけです。

ところが、現在の日本では、まず飢餓という恐れはありません。いつでもどこでも、簡単に好きな食べ物が手に入るという状況にあります。

このように、社会的な状況は大きく変化したのですが、私たちの脳は過去の飢餓の記憶を引きずったままであり、そう簡単に変わりようがありません。この矛盾が、油や砂糖の大量摂取と関係しているのです。

つまり、食べ物があふれている現代でも、とにかく腹いっぱい食べて寝ることで、私たちの脳の不安は解消され、最大の幸せを感じるようにできているのです。

それでも少し前までは、「飢えた脳」を安心させられる食べ物は、ご飯と保存食のようなものしかありませんでした。これならば、少々食べすぎたところで、お腹をこわすくらいで終わります。

ところが、飢餓に対して、ご飯よりも少量で効き目のいい食品、つまり高カロリーな食品が、もっと簡単に手に入るようになってきました。それが、油であり砂糖なのです。

ですから、私たちは油のたっぷり入った食べ物が大好きです。サンマもマグロも脂の乗ったところを好みますし、油で揚げたせんべいは、いったん食べだしたらなかなか止まりません。それが、飢餓を生き残る最善の手段だと、「飢えた脳」が知っているからです。

サンマやマグロのように、自然のままの脂ならば、よほどのことがない限り、とりすぎるということはありません。その前に、うんざりして食べる気が起きなくなるはずです。

しかし、精製した食用油を使った揚げ物、フライ、スナック菓子は、本能のおもむくままに食べていると、すぐにとりすぎの弊害が出てきてしまいます。それが、小児糖尿病や婦人科系の病気の増加であり、沖縄での平均寿命の低下につながっているわけです。

砂糖もまた同様です。

そもそも、甘いものはカロリーが高いため、飢餓や災害に襲われたときには、それを持っていたほうが生き抜くためには有利です。

それはそうでしょう。地震になったときに、ホウレン草のおひたしを持って逃げるより、饅頭を持って逃げたほうが生き延びることができます。登山家は非常食としてチョコレートを持ち、遭難したときに備えます。そういうことを、人間は長い歴史の中で身につけているために、甘いものを食べようとするのです。

以前は、甘いものといっても、手に入るのはサツマイモや干し柿程度。これならば、食べすぎになることはまずありません。ところが、いまや砂糖という形で、甘いものはいつでも簡単に手に入るようになったのです。

昔ならば一カ月に一回、下手をすると一年に一回の「晴れの日」の食べ物だったものが、いまでは一年中食べられるようになってしまいました。こうして、私たちの食生活は、まるで毎日がクリスマスみたいになってしまったわけです。

2章

〝体にいい〟つもりの食べ方が、実は大間違い！

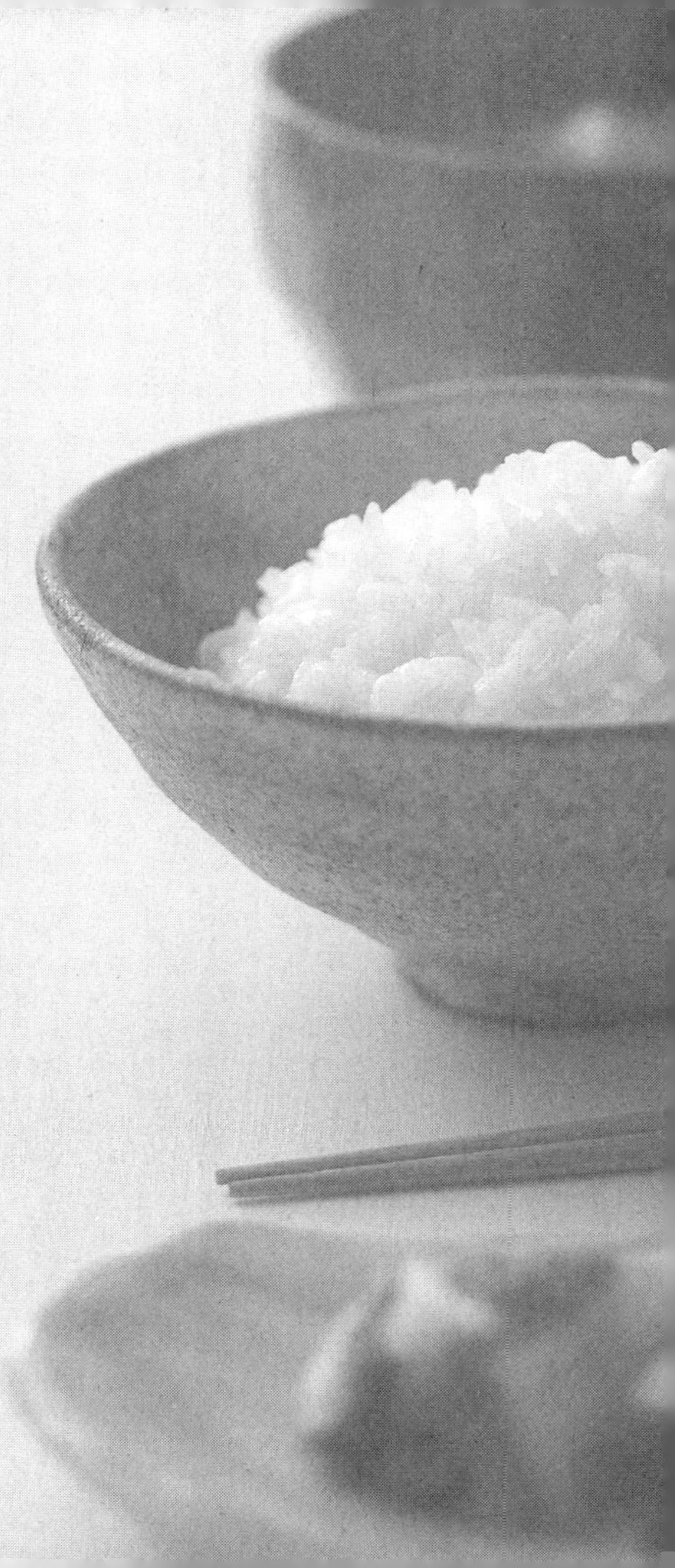

いま「食の安全」が問題視される本当の理由

食品添加物、遺伝子組み換え食品、農薬、化学肥料の問題など、いまほど「食の安全」が問題にされた時代はなかったでしょう。

ところが、食の安全性にこだわっている人の話を聞いてみると、食品の安全性にはこだわっているのに、あきれるほど食生活に関心のない人が多いのです。

もちろん、食品の安全は重要な問題であることに異論はありません。でも、なぜ現代の日本において、食品の安全が問題視されているのか、その理由を考えたことはあるでしょうか。

それは、食生活が欧米化されたことによって、カタカナ主食が増えたからにほかなりません。たとえば、欧米風の食生活にしたことで、私たちは食品添加物を使わなくてはならない状況になってしまいました。

日本の風土というのは、湿度が高くて、食べ物が腐敗しやすい環境にあります。そこで、私たちの祖先はどうしたかというと、塩を使って食べ物を保存したり、微生物の力を借りて、佃煮、漬物、味噌、醤油のような発酵食品を考え出してきたのです。
ところが、ハムやチーズのような食品は、欧米の気候風土に基づいて作られたものです。それを湿度の高い日本に持ってきたら、すぐに腐敗がはじまってしまいます。そこで、こうした欧米風の食品を日本で販売するには、どうしても保存料が必要になってくるのです。

つまり、和食のままでいれば保存料などそれほど必要なかったのに、食生活が洋風化されたことで、食品の安全性も脅かされる事態になったわけです。こうした点について反省することなしに、ただ食の安全だけを叫んでいるから、話がややこしくなってしまうのです。

安全性を求めるならば、食生活を和食に変えたほうがはるかに簡単です。たとえば、朝食でくらべてみましょう。

和食ならば、ご飯にみそ汁、漬物、納豆、海苔、小魚の佃煮といったところでしょうか。ほとんど腐りようがありませんから、まず保存料は入っていないでしょう。食品添加物は最小限で済むのです。

発酵食品に保存料は必要ない

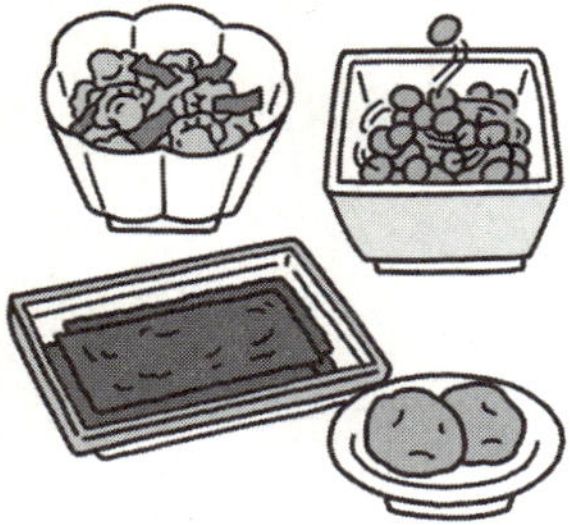

ところが洋食にしてしまうと、一気に加工品だらけになってしまいます。

メインはパンという加工品、それにマーガリンという加工品を塗ります。副食がハムエッグとすると、そこにはハムという加工品と、輸入飼料依存型の卵。さらに付け合わせとして、ドレッシングという加工品をふんだんにかけた生野菜サラダ……。

これだけ加工品だらけということは、前述したように保存料などの食品添加物も多くなるということです。このような食生活をしていれば、食の安全を保つのは不可能といっていいでしょう。

「食品添加物」を気にする前に考えるべきこと

もちろん、なかには無農薬、有機肥料を使った安全な食品で、洋食を食べているという人もいるでしょう。しかし、そんなものを毎日食べていれば、どれだけお金がかかるかわかりません。金持ちの道楽のようなものです。

実はここに「食の安全」ばかりが叫ばれる理由が隠されていると私は考えています。「食生活を見直す」といっても、食品会社の人たちにとっては、ほとんどメリットはありません。私がいくら「和食中心の食事に戻そう」といっても、彼らにとっては売るものが限られてしまい、たいした儲けにならないからです。

しかし、「食の安全」ならば話は別です。売るものもチーズから黒豚まで、いくらでも範囲を広げることができますし、安全な食品というキャッチフレーズがあれば、多少高くても消費者は買ってくれるのです。

しかし、食事を和食にすれば、たいしたお金をかけることなく、ほぼ安全な食品を毎日食べ続けることが可能なのです。

洋食は加工品が多い

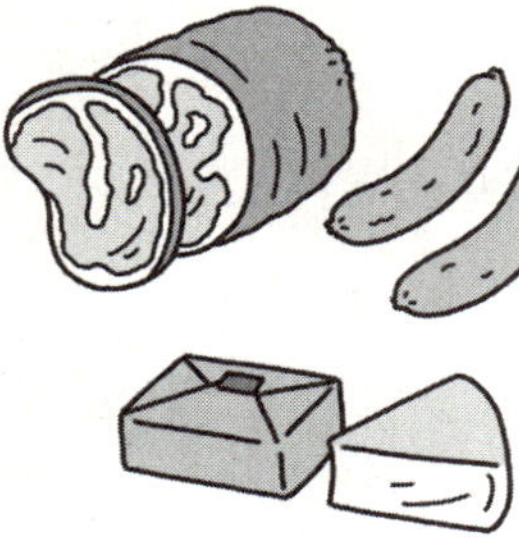

そもそも、そんな加工品だらけの食事をとっていたら、安全性をうんぬんいう前に、油と砂糖で体がおかしくなってしまうはずです。

現に、私のところにも、こうした食生活を続けた結果、体調を崩してしまい、相談にくる人が少なくありません。

「私は、食事については十分に注意してきたつもりです」というから聞いてみると、朝は毎日国産小麦の無農薬の食パンに無添加のマーガリン、無農薬の野菜でサラダを作り、有精卵と食品添加物なしのハムでハムエッグ。食後にはヨーグルトと有機栽培の豆で作ったコーヒーにミルクを入れて飲んでいるというではありませんか。

1章を読んだ方は、もうこの朝食の問題点はおわかりになるでしょう。食品添加物を避けてきたから安全だと思っていても、その基本になる食生活が油や砂糖まみれだったわけです。

安全な食品を追求することと、健康的な食生活とは別の問題です。食生活を見直すことなしに、食の安全を追求しても意味がないのです。

「ご飯を食べたら太る」という誤解

私がいくら「ご飯がいい」とすすめても、なかなか簡単には受け入れてもらえません。というのも、「ご飯を食べると太る」というイメージを持っている人が多いからでしょう。

しかし、ご飯を食べただけでは太ることはありません。

宮沢賢治の有名な「雨ニモマケズ」という詩には、こういう一節があります。

「一日ニ玄米四合ト／味噌ト少シノ野菜ヲタベ」

米四合というと、茶碗で約十二杯。これを三食で分けると、一食で四杯も食べていたことになります。しかし、それでも昔は肥満に悩む人はいませんでした。

肥満で問題になるのは、砂糖と油とアルコールをとることなのです。ご飯のような炭水化物だけでは太ることはなく、それに砂糖、油、アルコールが加わることによって肥満の原因になるわけです。

ところが、戦後の食生活では油と砂糖（そして人によってはアルコール）は欠かせない存在となってしまいました。

そこでダイエットを志す人はどうしたかといえば、油や砂糖を減らしたくないので、炭水化物を減らすことに血道をあげてしまいました。チョコレートやケーキを食べ続けながら、ご飯を減らしたわけです。

確かに、油まみれ、あるいは砂糖まみれの食事をとっても、一緒に炭水化物をとらなければ、それほど太りません。

しかし、砂糖と油ばかりの食事では、体が悪くならないわけはありません。砂糖と油を減らして、ご飯をたっぷり食べるほうが、健康にもダイエットにもいい方法であることは、疑いようがないのです。

あえて「玄米」より「白米」をすすめる訳

日本の歴史の中で現代ほど白いご飯を食べることはありません。昔は、農家の人が年貢を米で納めていましたが、あまり精白すると、目減りしてしまうので都合がよくありませんでした。ですから、どうしても玄米に近い形になっていたのでしょう。

しかし、白米が主流のいま、スローフードやマクロビオティックといった言葉が流行るのとともに、白米よりも玄米を食べたほうが健康的だという認識が広がってきました。確かに、そのこと自体に間違いはありません。

玄米は、精製しきった白米よりビタミンやミネラルが多く含まれていますので、健康にいいとはいえます。ただ、せっかく玄米にしたのに、ほんの少ししか食べないということに問題があるのです。これでは本末転倒です。

ご飯をエネルギー源とするには、たくさん食べないと意味がありません。ビタミンやミネラルも、たいしてとれないでしょう。それでは、「私は玄米を食べています」という自己満足で終わってしまいます。

そのくらいならば、白米をたっぷりとったほうが栄養にもなりますし、あとで説明するように食物繊維も補給することができます。

また、玄米の欠点として、体質的に合わない人がいることもあります。それに、食べ慣れていない人がいきなり玄米を食べると、消化しにくいこともあるでしょう。とくに、夏の時期は白米でさえも重く感じがちですので、玄米ではなおさらです。

そういうときは、無理をして玄米を食べることはありません。どうしてもという方は、三分搗《ぶづ》き、五分搗き、七分搗きといった分搗き米にしたり、スーパーで売っているような雑穀や発芽玄米などを白米にまぜて炊いたりするのがいいでしょう。

〝体にやさしいダイエット〟ほど続かない

健康情報といえば、切っても切れないのが「ダイエット」。女性はいうまでもなく、中年太りを気にしている男性の間にも、ダイエットは盛んになっています。

もちろん、太りすぎは生活習慣病の原因ともなり、好ましいものではありません。ただ、だからといって摂取するカロリーを減らせば、すぐにでもやせられるという単純な話でもないことを覚えておいて欲しいのです。

というのも、人間が生きていくためには摂取カロリーをゼロにすることはできないからです。ただ寝ているだけでも、呼吸をしたり心臓を動かしたりするために、最低限のエネルギーが必要です。

そのため、人間は本能的に最低限のエネルギーを食事からとろうとします。そこで、ダイエットをしているときは、そのエネルギーをどこからどうとるのかが問題となってくるわけです。

ご飯を抜いて、野菜や海藻ばかりを山ほど食べる人がいますが、それではカロリーがとれません。そこで、人間は本能を働かせて、どこか別のところからカロリーをとろうとします。

では、ご飯を食べずに、どこからエネルギーを補給しているのでしょうか。

私たちのエネルギー源になるのは、1章でも説明したとおり、炭水化物、脂質、タンパク質の三つしかありません。ご飯抜きのダイエットをしようとすると、脂質かタンパク質、あるいはご飯以外の炭水化物でカロリーを補給するしかないわけです。

タンパク質で代用しようとすると、卵や肉を大量に食べなくてはなりません。でも、ご飯を減らして肉を山ほど食べる人はまずいないでしょう。結局、油でとるか、炭水化物の仲間である砂糖でとるかになってくるのです。

ダイエットをしている本人は、サラダでお腹いっぱいにしようとしていますが、サラダの野菜自体にはカロリーはほとんどありません。そこで、自分でも意識しないうちに、ドレッシングやマヨネーズをたっぷりかけてカロリーを補給しているわけです。

「ノンオイルドレッシングを使っているから、カロリーはほとんどとっていません」という人もいるでしょう。しかし、人間は生きていくために、必ずどこかでカロリー摂取の帳尻を合わせているのです。ですから、ノンオイルドレッシングを使っている人は、どこかでその分お菓子などが欲しくなるのです。

ご飯を減らすと増えるもの

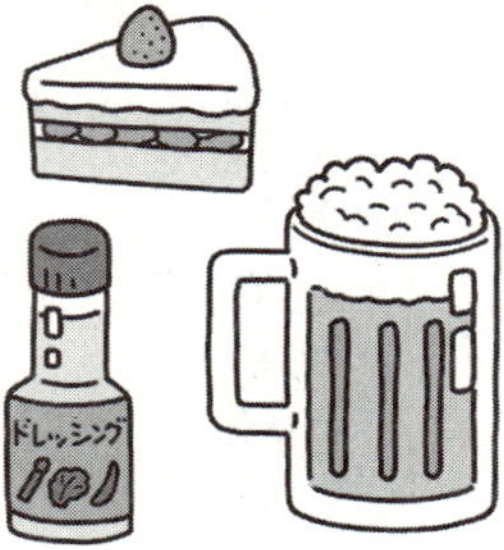

ご飯を食べずにお菓子でお腹をいっぱいにしている人もいます。お菓子も炭水化物が含まれてはいますが、実際には、お菓子に入っている砂糖や油でエネルギーを確保しているようなものです。
アルコールでエネルギーを補給している人もいるでしょう。でも、ご飯を食べずに酒ばかり飲んでいるのは、やはり健康的ではありません。
もし、ダイエットをしようと思うなら、油や砂糖を減らすことが第一です。そして、エネルギーはもっともクリーンな炭水化物でとること。それも、ご飯がいちばん。パンやラーメンといったカタカナ主食では、同時に油や砂糖をとってしまうことになるからです。

本気でヤセたかったら、カロリーを減らしてはいけない

最近では、ご飯だけでなく、パンなどのカタカナ主食も食べずにコンニャクや寒天ばかりを食べてダイエットするという方法も流行しているようですが、これも同じことです。

どこかでエネルギーを確保しなくてはならないので、結局、本人が意識しないままに砂糖や油をとっているはずです。

コンニャクだけを食べているというから、「へえ」と思って聞いていると、実はコンニャクゼリーで砂糖が入っていたというオチがありました。

ご飯中心の食事ならば、油や砂糖はもちろん、食品添加物も少なくて済むではありませんか。それなのに、そんないいご飯をやめて、油や砂糖や食品添加物をとり、

わざわざ病気を作っているのが、いまのダイエットの特徴といっていいでしょう。なかには、エネルギー不足でもなんでも構わないから、とにかくやせたいと思う人もいます。本当にそれができたら、大変なことになります。

以前、でんぷんをとらずに油でカロリーをとる食事法を提唱し、その著書が評判になった女性がいました。

それが発表された当時から、「こんな恐ろしいダイエット法はない」と私は声を大にして叫んでいました。こんなことを続けていけば、最低限のエネルギーが確保できないばかりか、血管がもろくなって、いつか血管系の病気になることは目に見えています。案の定、この方はその後まもなく、クモ膜下出血で亡くなってしまいました。

考えようによれば、実にまじめな方だったのでしょう。世の中のダイエット提唱者の何割かが、自分で実行をしていないなかで、この方は自分の考えを突き詰めていってしまったわけです。

たいていの人は、こうした極端なダイエットを続けることができず、途中で断念して甘いお菓子などを食べるようになります。そんな人は、「またダイエットに挫折してしまった」「自分は意志が弱い」と考えがちですが、そうではありません。単なるエネルギー不足とそれに対する正常な反応なのです。

野菜ばかりでエネルギーが不足するから、体の自然な欲求によって、炭水化物や油などのエネルギー源を求めるようになったのです。

半ば冗談で「ダイエットできれば死んでもいい」という人がいますが、純粋にカロリーを減らそうとすると、本当に命にかかわることがあることを覚えておく必要があります。

「たくさん野菜を食べなくては…」の問題点

「健康になるためには野菜をたくさん食べなくては」――健康を気にかけている人がよく口にする言葉です。

これは、ある面では正しいのですが、別の面では必ずしも正しいとはいえません。

確かに、野菜を食べるのはいいことですが、重要なのはあくまでも主食です。主食がまずあって、それをご飯中心にしなければ、いくら野菜をとっても意味はありません。油だらけのカタカナ主食のままでは、そのマイナスのほうがはるかに大きく、野菜をとったプラスなど吹き飛んでしまいます。

それ以前に、カタカナ主食のままでは、野菜そのものも問題になってきます。毎日、みなさんがどんな野菜を食べているか思い出してください。ニンジン、ジャガイモ、タマネギ、レタス、キャベツ……。そのほとんどが、カレー、シチュー、サラダの中でお目にかかる野菜です。つまり、ほとんど油の中の野菜というわけです。

なかでも、サラダはそのままでは食べにくいので、マヨネーズやドレッシングをかけることになります。1章で書いたとおり、サラダは天ぷらの仲間である油料理と考えたほうがいいほどです。

しかも、かさのある生野菜サラダでも、ほとんどが水分。水分が多いので、夏に食べるにはさわやかかもしれませんが、冬に食べるものではありません。

しかも、サラダに使える野菜の種類は、レタス、トマト、キュウリなど、ごく限られています。これを一年中食べようとすると、どうしてもハウス栽培の品に頼らなくてはならず、値段は高くなるし、栄養価は低くなってしまいます。

しかし、主食をご飯にすれば、野菜は煮物、和え物、おひたしとなり、油を使うことは少なくなります。みそ汁にも野菜が入っていますし、漬物でも野菜をとれます。こちらのほうが、野菜の種類がはるかに豊富になるわけです。

おそらく、「野菜、野菜」と誰もがいうのは、「肉より野菜」という意味で使われているのでしょう。それはそれで正しいのですが、やはり野菜はしょせん副食（おかず）。主食を第一におかなくては意味がありません。

食事のうち、主食と副食の重要度は、七対三と思っておくといいと思います。その三割のうちでは、肉中心でなく、野菜中心のほうがいいというわけです。

いまの野菜好きの方には、もはや「野菜信仰」にまで達している人が多いように私には感じられます。しかも、無農薬野菜がいい、有機野菜がいいといって、高いものを買っていく。

でも、それは出発点が違っています。根本のところで和食にすれば、そんなところでお金を使わなくてもいいのですし、本当の意味で健康的な食生活を送ることができるのです。

野菜でとれる「食物繊維」には限界がある

「でも、野菜には食物繊維が含まれているから、生野菜でもなんでも、とにかく食べたほうがいいのでは？」

これもまた、よく聞く話です。

確かに、食物繊維をしっかりとれば、多くの人が悩まされている便秘を防ぐことができます。

便秘にはいろいろな原因がありますが、なかでも多いのが、腸の中を食物が進んでいくときに、水分が吸われすぎること。それによって便が小さくなりすぎて、直腸のところで重みがかからず、排出されにくくなってしまうのです。

そこで、食物の中にスポンジのようなものをばらまいておけば、それが水を吸着するため、必要以上に水分が吸われることを防ぐことができます。そのスポンジの働きをするのが、食物繊維と呼ばれるものなのです。

便秘に効く食物繊維とは？

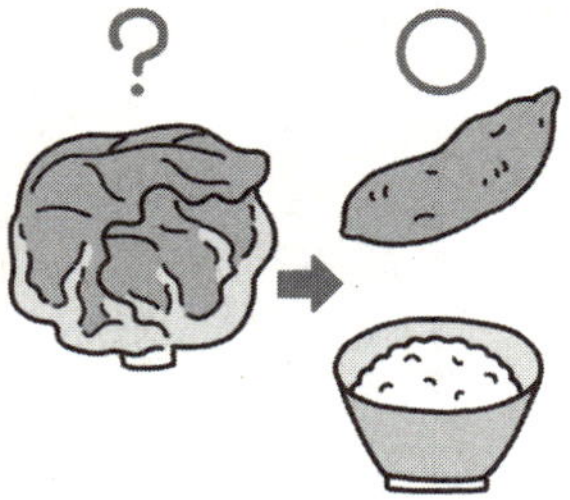

では、便秘を治すには、食物繊維を含む野菜をたくさん食べればいいのでしょうか。

実は、そこに大きな間違いがあります。どこかで間違った健康情報が広まってしまったためか、食物繊維をとるには、野菜を食べなくてはならないと思い込んでいる人が多いのです。

実際、山ほどサラダを食べている女性に便秘が多いのは事実です。かと思うと、たいして野菜を食べずに、ご飯ばかりの大きなお弁当を食べている肉体労働者の男性が、便秘で悩んでいるという話はあまり聞きません。

つまり、食物繊維は確かに大事なのですが、野菜や海藻に含まれている食物繊維は、便秘を解消するほどのものではないのです。

食物繊維にはさまざまな種類があり、いろいろな食材に含まれています。どんな食材に便通にいい食物繊維が含まれているかといえば、それは穀類と芋類と豆類。つまり、便通をスムーズにしようと思ったら、デンプンが入っている食材、ご飯やサツマイモなどを十分にとることが大切なのです。

食物繊維入りのドリンクで、「このドリンクはレタス一個分の食物繊維が含まれています」などというのがあります。確かにレタス一個分の食物繊維は、サツマイモ一個分ぐらいの食物繊維があるかもしれません。しかし、そのレタス一個分の食物繊維が便秘を解消してくれるとはいえないのです。

サツマイモをテーマにした新聞のコラムに、鹿児島県の南にある黒島という離島の話が載っていました。

「人口は約二〇〇人。イモ畑は先人たちが山あいの斜面に切り開いた。つえをついたお年寄りが畑を耕す。集落の郵便局長は八〇歳だが、健康には自信がある。『サツマイモを食べていれば、お通じがいい。健康食品なんかに踊らされたりはしません。時代遅れでも構わん』」（朝日新聞二〇〇六年一月二七日夕刊）

時代遅れどころか、これが時代を超越した事実なのです。

ですから、便秘に悩んでいる人には、野菜ではなく、穀類、芋類、豆類を食べることをおすすめするのです。

〝ビタミン信仰〟の大きな勘違い

健康維持には、老化防止の対策も大切です。

なかでも肌は、目に見えるだけに、とくに気をつけたい部分です。「老化を防ぎ、肌を守る」として以前から有名な栄養素といえば、ビタミンCとビタミンEでしょう。ドラッグストアで、ビタミンCやEの入った薬やサプリメントが山のように積み上げられているところを見ると、売れているのだと思われます。

しかし、ビタミンCやEだけで美容や若返り効果を期待するのは無理があるのです。

美容に効果があるのは、ビタミンCやEだけではありません。ビタミンA、B群、D、Kだって欠かせません。美容や老化防止を考えるならば、さまざまなビタミンやミネラルを意識する必要があるでしょう。

肌の美しさというのは、一つや二つのビタミンやミネラルだけで決まるものではありません。その人のライフスタイル全体にかかわるものであり、そこには、食生活はもちろん、ストレスや性格なども大きく関係してきます。

そのうえで、食事の中では、ビタミンCもビタミンEも、もちろんある程度は関係してくるという話なのです。その順序を逆にして、特定のビタミンや栄養素をとったからといって、それが目に見えて美容や老化防止に効くとは考えられないのです。

サプリメントでは決して補えないもの

ビタミンCやEに限らず、最近ではビタミンやミネラルの不足を補うために、サプリメントが流行しています。

サプリメントのカプセルを持ち歩き、当たり前のように食後に飲んでいる人も少なくないようです。

「外食がちで栄養素が偏るから、どうしてもサプリメントが必要」というわけです。

確かに、食品に含まれるビタミンやミネラルなどの微量栄養素は、昔にくらべて減ってきました。米は天日干しではありませんし、野菜にしても化学肥料で育てることが多くなりました。

また、精製食品が増えたことも微量栄養素の減少につながっています。米もパンも真っ白、砂糖も真っ白、塩は工業製品のような純粋な塩化ナトリウム、油もまた極端に精製されています。

このように、精製食品だらけになってきたために、ビタミンやミネラルが不足しているのは事実です。それならば、サプリメントに頼るよりも、なるべく食生活を精製されていないものに持っていくということが、まず大事だと思います。

ご飯を胚芽米にしたり、雑穀をまぜて炊いたり、砂糖は精製度の低いものを使い、塩はミネラル分の多いものを使うといった具合です。

とはいえ、それもなかなか難しい時代ではあります。お金や手間がかかりますし、外食が多いと自分の好きなようにはできません。そこで、微量栄養素を補給する工夫の一つとしてサプリメントをとることを、否定するつもりはまったくありません。

しかし、最初から何も考えずにサプリメントに頼るのは危険があります。サプリメントを飲むということは、何が不足しているのか、はっきりとわかっていることが前提となります。

ビタミンC、ビタミンE、カルシウム、鉄分といった「おなじみ」の栄養素ならば、不足しているかどうか、ある程度見当がつくかもしれません。

しかし、私たちは世の中にある、あらゆるビタミンやミネラルを理解しているかというと、けっしてそんなことはありません。まだまだ未解明、未発見のものが、いくらでもあるのです。

そもそも、一つ一つの栄養素の必要量など、実はいまだにわかっていません。しかも、環境や体調によって、必要量は当然のことながら違ってきます。山登りしている最中と、家でぼんやりとテレビを見ながらお菓子を食べているときとでは、栄養素の必要量は同じではありません。

そして、大きな問題点は、サプリメントによってビタミンやミネラルのとりすぎが心配されることです。ジャガイモを四〇個も五〇個も食べる人はいませんが、同じ量のビタミンCをサプリメントならば数錠でとることも可能になります。

脂溶性であるビタミンAについては、とりすぎがマイナスになることは知られていますが、水溶性のビタミンCでも同じことです。ビタミンCはとりすぎても尿と一緒に出ていくからまったく心配ない、というのは誤りです。

私が勤務している病院では、ガンの患者さんにビタミンCの大量投与という療法をすることがあります。効果を出すためには、血液の成分が変わるほどグラム単位での点滴が必要になってきます。すると、抗がん剤ほどではありませんが、味覚が変わったりという副作用が出ることがあるのです。

もちろん、これは極端な例ですが、そこまで行かなくても、サプリメントを過度に服用しているために、何らかの副作用が出ている人がいないとも限りません。

あなたが感じている、冷え性や疲労感というのが、その副作用かもしれませんし、何かの栄養素の不足なのかもしれません。それは、誰にもわからないのです。

「一日三〇品目」なんて食べる必要はない

私たちは幼いころから、「バランスのいい食事をとりなさい」という言葉を耳にしてきました。なかなか説得力のある言葉なので、つい「なるほど」と思ってしまうのですが、ちょっと待ってください。

〝バランスのいい食事〟とは、どういう食事なのでしょうか。

私は、ここに二つの意味がこめられていると考えます。

一つは「たくさんの種類の食品を食べること」、もう一つは「栄養素のバランスをとって食べること」という意味です。わかりやすくするために、二番目の「栄養素のバランス」のほうから話をしましょう。

前の項で書いたように、人間に必要な栄養素というのは、誰にもはっきりとわかりませんし、時々刻々と変わってくるものです。

それに、毎食毎食、栄養素の計算をしている人がいるのでしょうか？

学者のなかには、栄養素の計算を専門にしている人がいますが、それは研究のためにするのであって、その学者本人が、朝昼晩、毎日自分の食事について、栄養素の計算をしているとは思えません。

栄養素を計算するためのソフトがありますが、いちいち食事前に、ご飯が何グラムでニンジンが何グラムなどと入力している人がいるとは、とうてい思えません。

もちろん、本当に人間に必要な栄養素がわかり、その栄養素のバランスを計算できれば、いうことはありません。しかし、厚生労働省で出している食事摂取基準でさえ、その数値はあやしいのです。

たとえば一九九五年の第五次改定での乳児（〇〜六カ月）のカルシウム所要量を見てみると、そこには、「五〇〇ミリグラム」と書かれています。

しかし、二〇〇〇年に出された所要量を見ると、「二〇〇ミリグラム」となっているのです。たった五年のあいだに、なぜか三〇〇ミリグラムも減ってしまっています。五〇〇ミリグラムが四八〇ミリグラムになるのなら、わかります。しかし、六〇パーセントも減ってしまっているのです。

少なくとも、しっかりと守らなければならない数値ではないのでしょう。人間に必要な栄養素がわからないということを証明しているようなものです。

では、栄養素のバランスがわからないのなら、どうすればよいのか。

そこで考えられたのが、さきほど挙げた二つのうちの一番目です。「たくさんの種類を食べれば、栄養素もバランスよくとれるはずだ」という、何の根拠もない考えに行き着いたわけです。

それが厚生省（現・厚生労働省）の指針として、「一日三〇品目をとろう」というキャンペーンにもなってしまいました。

でも、これは「なるべくたくさんの種類の食品を食べていれば、栄養素のバランスがとれているのではないか」という希望的観測に過ぎません。

それでもまだ、品目数を増やすために、ハクサイ、ダイコン、ゴボウ、サンマ、サバ、イワシ……といった旬の食材を、煮たり和えたりして食べるのならば意味はあるでしょう。

でも実際には、サラダ、野菜炒め、肉のしょうが焼き、フライといった旬には関係のない、しかも油まみれのおかずを増やすことで、「朝昼晩をご飯にしたときよりも品目数が増えた」という人が多いのです。

こうなると、結局、油分の多いボリュームのあるおかずが増えるため、クリーンなエネルギー源であるご飯を食べる量が減ってしまうのです。

厚生省は、その意味のなさに気づいて、いつのまにかこっそりと「一日三〇品目」という看板を降ろしたようですが、いまでもそれを信奉している人がいるのは困ったことです。

もちろん、食品の数も種類もある程度必要だというのは正論です。

でも、それぞれの栄養素が人間にどれくらい必要なのかわからない以上、変にバランスを考えるよりも、ご飯を中心にした食生活のほうが、はるかに健康的な生活を送れるのです。ご飯を食べていれば、みそ汁もおかずも千差万別。自然と種類が増えていくからです。

そもそも、私はあえて多種類を食べなくていいという考え方をしています。基本的には「ばっかり食」がいいと思っているのです。

春にはタケノコばっかり、秋になったらイモばっかり……。そうやって旬の食材をとっていくほうが、はるかに体に自然ではないでしょうか。そのほうが、季節の変化に沿った本来のバランスが保てると思うのです。

ヨーグルトで腸は元気になるのか

腸の中を生き生きと保ち、老化を防ぐ食品というと、みなさんは何を思い浮かべるでしょうか。おそらく、多くの人がヨーグルトを挙げることでしょう。

ヨーグルトといえば、腸内に善玉菌を増やし、お腹をすっきりさせるといわれています。

「生きた乳酸菌を腸に届ける」というコマーシャルもあり、腸をきれいにすることで、体を生き生き保つイメージが強いものと思います。

確かに、腸の中で悪玉菌が増えると、消化物が腐敗したりガスがたまったりするもととなり、健康に悪いばかりでなく、美容にも大きな影響があります。そこで、「ヨーグルトを食べて善玉菌を投入、そして悪玉菌の追放！」ということになるのでしょうが、話はそう単純ではありません。ヨーグルトを食べることで、腸内に乳酸菌が届くことはあるかもしれません。しかし、問題はその先です。生きたまま届いたからといって、そこに善玉菌が住みついて増えるかどうかは、また別問題なのです。

腸の中が乳酸菌にとって住みやすい環境にあれば、増殖していくかもしれませんが、過酷な環境だと乳酸菌も増えることができません。

ポイントは、乳酸菌を腸の中でどう育てるかであって、口から乳酸菌をたくさんとれば事足れりということではないのです。

善玉にしても悪玉にしても、細菌の繁殖力というのは驚くほど早いものです。腸をきれいにさえ保つことができれば、ほんの少しの善玉菌でも、どんどんと増えていくことができるのです。

では、善玉菌が住みつきやすい腸にするには、どうしたらよいのでしょうか。それは、穀類、芋類のような、きれいなデンプン質をいかにとるかにかかっています。消化物がそういったきれいなものであれば、腸の中で腐敗することなく、すっきりと通っていきます。

ところが、脂質やタンパク質が多すぎると、時間がたつにつれて消化物は腐敗が進み、ウェルシュ菌のような悪玉菌が腸内に増えていくのです。

ですから、ヨーグルトを食べればすぐに善玉菌が増えるわけでもなければ、老化が防げるというものでもありません。むしろ、ヨーグルトばかりを食べすぎることで、脂質のとりすぎになるほうが私は心配です。

バターを避ける人が多いのは、見るからにギラギラしていて脂質の塊という印象があるからでしょう。これにくらべて、ヨーグルトは酸味があってさっぱりしているように感じられます。

しかし、パンにつけるバターはせいぜい小さじ一匙分。それに対して、ヨーグルトはカップにたっぷり盛りつけます。こういうものを毎日毎日食べていくうちに、かなりの量の脂質を摂取してしまうことも考えられるのです。

さらに、製品によっては砂糖を大量に含んでいるものもあります。とくに、乳酸菌飲料は酸味が感じられないほどたっぷりと砂糖が入っています。

そうなると、脂質と砂糖というダブルパンチですから、あまりとりすぎると、かえって体にマイナスになってしまうのです。

「水をたくさん飲むべき」という考え方の落とし穴

水もまた、健康ブームの一つとして、よく話題にのぼります。毎日二リットルくらい飲んだほうがいいという健康法もあれば、あまり飲まないほうがいいという人もいます。

最近では、たくさん飲む健康法のほうが優勢のようですが、これは人によりけりでしょう。赤ら顔で、肌がぎらぎらした肥満の人には合っているかもしれません。でも、やせて冷え性の人は、大量に水を飲むと大変な目にあうので気をつけてください。

私たちは、冬に冷えてくるとトイレが近くなりますが、これは体から水分を出そうという働きを示しています。寒いときに水を多く飲めば体が冷えるのと同様に、冷え性の人が水を大量に飲むと、ますます冷えてしまいます。

さらにいえば、マンゴーやパパイヤといったトロピカルドリンクも、冷え性の人には禁物です。熱帯の植物は、体を冷やす効果がありますので、熱帯に住む人には好都合なのですが、それを冷え性の人が飲んではいけません。

一方、水をほとんど飲まないという「健康法」については、かなり疑問を感じます。病気で止められている人は別ですが、一般の人は避けたほうがよさそうです。

私は、人間が飲み食いするものの中で、水はいちばん大事なものだと思っています。水は空気と一緒であって、食べ物ではありません。いってみれば、「生命の源」です。

それを意識して大量に飲んだり、ほとんど飲まなかったりするのは、おかしな話ではありませんか。少なくとも健康な体の人ならば、「喉が渇いた」という自らの本能に従って水を飲むのが理に適っていると思います。

ところで、水そのものに関しては、やはり浄水器を使うのはやむを得ない選択でしょう。もちろん、ミネラルウォーターを買うことについても、私は異論ありません。いまの水道水は、腐敗を防ぐために、どうしても塩素を投入する必要があります。すると、必然的にトリハロメタンや有機塩素化合物が発生し、水のまずさや有害性というマイナスが生じてしまいます。

さらに、マンションの場合には、屋上の貯水タンクに水がためられています。夏の間、長時間そこに水がたまっていると考えると、やはりそのまま飲む気にはなれません。

ただ、ここで注意していただきたいのは、「体にいい水」「健康になる水」というのはありえないということです。浄水器は、つけなければマイナス七〇点である水を、〇点に引き戻すためのものと考えるべきでしょう。

もし、それがプラスとなるのなら、それは薬と同じになってしまいます。プラスになる薬というのは、必ずどこかに副作用があるものです。

なかには、「健康にいい水」と銘打って販売している水もありますが、もしそれが本当ならば、危なっかしくて飲むわけにいきません。

「減塩食品」は本当に体にいいのか

和食と健康の話になると、決まって悪玉として挙げられるのが塩分です。塩分のとりすぎが高血圧症の原因とされてきたために、最近では減塩醤油、減塩味噌、減塩梅干しなど、減塩食品の花盛りです。

しかし、塩が少なくて健康に見える減塩食品には、二つの大きな問題点があります。

一つは、減塩をしたために、味付けがぼやけてしまう点です。そこで減塩食品では、化学調味料や酸味料といった食品添加物や油をたっぷり使って味を調えています。これでは、健康になろうとしてやったことが、かえって不健康のもとになってしまいます。

もう一つは、保存性の高い塩を減らすことで、代わりの保存料が必要になるという点です。

日本は湿度が高く、ものが腐ったりカビが生えたりしやすい風土です。そのために、塩を使った保存方法が発達してきました。それが漬物であり、干物であり、塩辛です。ところが、塩を減らしてしまうと、当然、腐りやすくなってしまいます。そこでどうするか。保存料を入れるよりほかにありません。

大事なことは、減塩醤油にしても減塩味噌にしても、それは質があまりよくないという証明だということです。醤油でも味噌でも、長期熟成のほうが、高品質で味がよいことはどなたもご存じでしょう。

大豆が熟成されてドロドロになり、アミノ酸が増えるに従って旨味を出し、有効成分が増えていくというのが発酵の仕組みです。ところが、減塩醤油、減塩味噌は塩分が少ないので長期熟成ができません。品質も味も劣るため、そこでまた食品添加物を入れてごまかさなくてはならないのです。

そもそも、和食は塩分が多いものなのです。これは日本の食材が豊かだったことと関係しています。食材自体が変化に富んでいるために、塩焼きにしたり醤油をたらすだけで、十分においしい食事ができました。食材の種類が多いために、調味料にまで変化を求めてこなかったのが日本の歴史なのです。

その点、食材の種類が乏しかった欧米では、味に変化をつけるために、さまざまな調味料が考え出されました。それが、マヨネーズであり、ソースであり、ケチャップです。

それだけでなく、米のように主食だけでカロリーを十分とれるという、優れた食材がありませんでした。そこで、欧米では調味料自体でカロリーをとろうとしてきたのです。そうでないと満腹にならないからです。

確かに、そういう国から見れば日本は塩分が多く見えるでしょう。しかし、戦後直後に一日平均二五グラムもとっていた塩分は、いまでは一二グラム程度に減ってきました。一〇グラム以下にしたほうがいいという意見もありますが、その数字のどこに根拠があるのか、納得のいく説明もありません。

私は、塩分をとる害よりも、むしろ減塩食品によって受ける害のほうが心配でなりません。

純度一〇〇パーセントの甘い誘惑

「オリーブ油のほうが、バターのような動物油よりも健康にいい」

こういって、なんでもかんでもオリーブ油をかけて食べる人がいます。しかし、オリーブ油がいいというのと、油を減らさなくてはならないというのは、別の次元の話です。

いま、現代日本の食生活で問題になっているのは、油の絶対量が多いことです。オリーブ油が心臓疾患にいいという説がありますが、そんなわけのわからないメリットよりも、油のとりすぎで生活習慣病や婦人科系の病気になる危険性のほうが、ずっと高いことをまず念頭に入れておかなくてはいけません。

そして、覚えておいていただきたいのは、油の成分は脂質が一〇〇パーセントであり、ほかの成分はほぼゼロという極めて珍しい食品だということです。一般の食品には、こんなものはほとんどありません。どんな食品でも、さまざまな成分が複合されて、タンパク質やビタミンCや食物繊維などが、ごちゃ混ぜの状態になっています。

以前は、抽出・精製の技術が発達していなかったので、油にも不純物が多く含まれていましたが、いまの油はまるで工業製品のような純粋なものになってしまいました。

もう一つ、油と似たような存在なのが、白砂糖です。こちらは、糖質がほぼ一〇〇パーセントで、ほかの栄養素はほとんど含まれていません。

油も白砂糖も、それだけ純粋なものですから、事実上、薬と変わりがありません。ですから、麻薬のような中毒性があり、癖になって止まらないのです。白砂糖を「白い麻薬」と呼ぶ人もいますが、まさに言い得て妙です。

砂糖を使わなくてはならないのなら、せめて精製度の低い砂糖を使って欲しいと思います。それでも、基本はあくまでも砂糖の量を減らすこと。現代人は、絶対的に砂糖の摂取量が多いので、未精製だからといって安心して使ってはいけません。

同じ甘いものでも、食品にもともと含まれている成分ならば、いくら甘くても中毒になることはありません。カボチャやサツマイモを何十個も食べる人は、そうはいないでしょう。この点が、自然のものと、人間が人工的に生み出した砂糖との違いです。

油も同様であって、サンマやイワシに脂が乗っているのは、極めて自然な状態です。私は油のとりすぎがよくないと繰り返し書きましたが、こうした自然の脂ならば、よほど大量にとらない限り問題はありません。問題は、精製した油のとりすぎなのです。

ですから、イワシを塩焼きにするのはいいのですが、そこに衣をつけて揚げるのが問題なわけです。

「本能のおもむくままに」が実は大切

健康情報に振り回されている人たちを見ていると、私はこういいたくなります。

「自分の本能をもっと大切にせよ！」

動物の本能にはかないませんが、私たちにも、自分の身を守る本能が必ず備わっているはずです。

山ほど汗をかいたら喉が渇くというのも、まさに本能の一つです。水分が不足しても、喉が渇かなければ、脱水症状を起こして命の危険を招くことになります。そうならないために、本能的に喉が渇く体の仕組みになっているのです。

同じように、やたらに甘いものが食べたくなったり、アルコールが欲しくなったりというのも、命を守るために体のどこからか、ある種の信号が発せられているのでしょう。

体内で、ナトリウムとカリウムのバランスをとっているのも、まさに人間の本能です。そうでなくては、やはり命にかかわってくるからです。

たとえば、ビールをたくさん飲むとカリウムが大量に入ってくるので、ナトリウムの多い塩辛いつまみが欲しくなります。それらのつまみがないと、もうビールは飲めなくなります。夏にスイカをたくさん食べると、カリウムが大量に摂取されます。そうなると飽きてきます。しかし、そこに塩をふるとおいしく感じます。甘いお菓子ばかり食べていると、塩辛いせんべいが食べたくなる経験をした方も多いでしょう。これも同じ原理です。

昔の人はこうした本能に従って食事をしていました。油っこいものを食べたいときには天丼を食べ、ちょっと油が続いたと思ったら昼は蕎麦屋でもりそばを食べるといった調子です。実際問題として、そうした本能に従っていたほうが、大きな病気をすることは少ないのです。

ところが、現代人はいろいろな健康情報を仕入れて、それに振り回される傾向にあります。さきほどのナトリウムとカリウムの話にたとえると、本能ではナトリウムを欲しがっているのに、健康情報をうのみにしてカリウムをとってしまう――これが病気が増えた一因だと私は思っています。

「甘いものは別腹」には訳がある

ただし、そうした人間の本能を狂わせるものが三つあります。それは、油と砂糖とアルコールです。

ポテトチップスやスナック菓子を食べはじめると、一袋食べ終わるまで止まらないという人は多いでしょう。まさに油に本能を狂わされてしまっているのです。砂糖がたっぷりと入っている清涼飲料水も、クセになります。

ご飯だけなら食べすぎるという人はまずいないでしょうが、そこに砂糖を使って酢飯にすると食べすぎてしまいます。油を使ってチャーハンにすると二倍食べてしまいます。

洋菓子となると、油と砂糖のダブルパンチですから、食事で腹一杯になっていても食べられます。まさに、「甘いものは別腹」というわけです。

しかも、さきほども書いたように、油も砂糖もほぼ一〇〇パーセントまで精製されています。精製度が高まれば、切れ味が鋭くなって中毒症状も激しくなります。それは、麻薬と同じです。

でも、食品業者はもっともっと食べてもらおうと、アイデアをひねってきます。そして、洋菓子に精神安定効果のあるカカオが入ったチョコレートなどが追加されると、さらに私たちの本能は狂わされてしまうのです。

こうして、食品業者はいかに食べてもらうかを長年にわたって工夫してきました。

さらには、色や香り、口当たりまで変えて、私たちの本能を狂わせようとします。ウィンナソーセージが赤くなったのもそのため。赤くすることによって食欲を刺激するためです。

いまや、私たち消費者は、食品加工の研究者に劣勢を強いられているといってよいでしょう。

動物園に行くと、「勝手に餌を与えないでください」という看板を目にします。餌として自然のものを与えている限りは、動物も食べすぎることはないのですが、お菓子のような加工品になると、動物はいくらでも食べてしまい、体を壊してしまうのです。

しかし、私たちは人間です。そんな動物と同じにならないために、本当の健康情報を身につけなくてはならないのです。

3章
夕食が遅い人、外食が多い人ほど この食べ方が、ものをいう

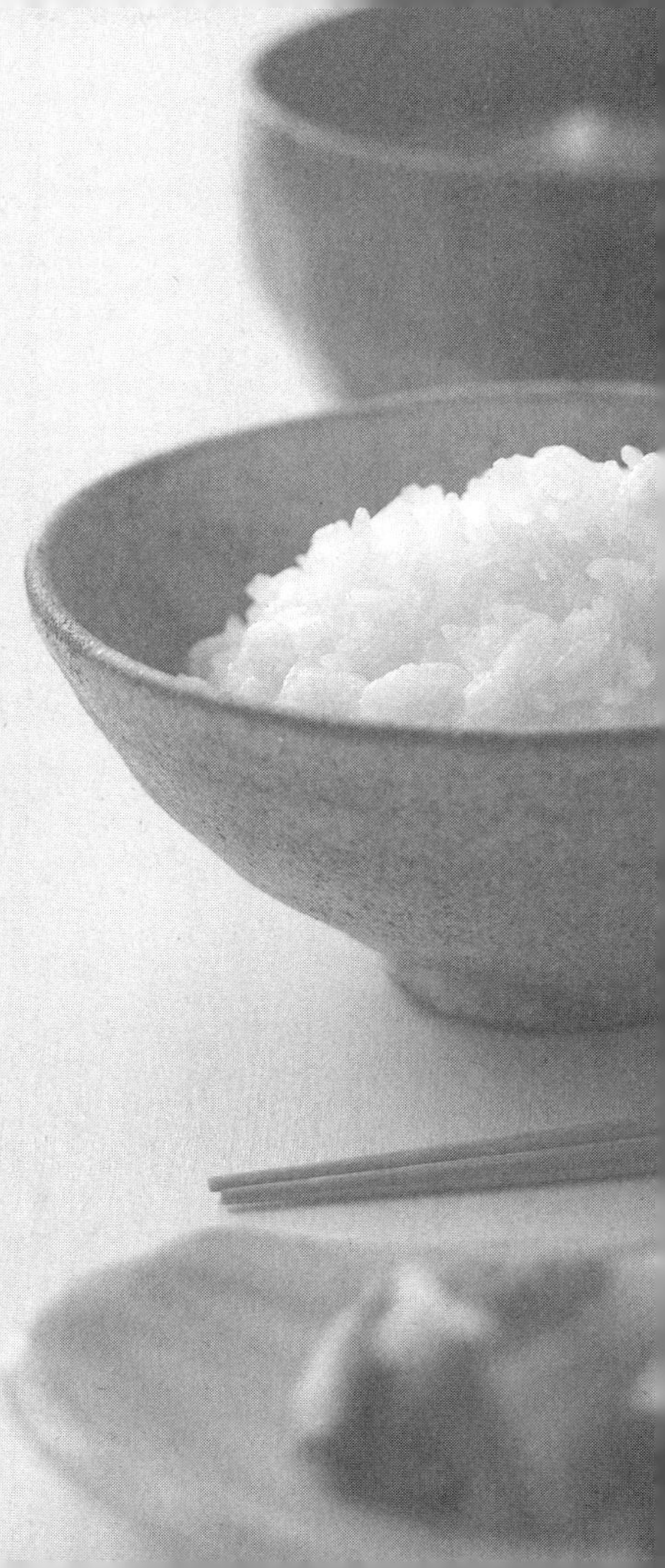

主食に気をつけるだけで、問題の八〇パーセントが解決

ここまでお読みになった方は、従来の食の常識が、どれほど無意味だったかがおわかりになったことでしょう。それでは、病気にならない体を作るためには、どういう点を工夫すればよいのか。この章ではそのポイントを紹介していくことにしましょう。

食生活でもっとも重要な位置を占めているのは、何といっても主食です。この主食から、極力、油と砂糖を減らしていくことが、何よりも重要なポイントです。

主食というのは毎日食べるものですから、一回分の油や砂糖の量はそれほどではなくても長期間にわたって少しずつ蓄積し、全体では大変な量になってしまうからです。

では、油と砂糖を減らすには、どうすればいいのでしょうか。

そのスタートポイントとして、私は一日二回、白いご飯を食べることを提案しています。いつ食べるかはおいておくとして、一日三食とっている人は、そのうちの最低二回は白いご飯を食べるようにしたいものです。

「白いご飯」は、白米でも玄米でも構いません。ただし、ケチャップご飯やチャーハ

ン、カレーライスではなく、白いご飯を食べるということを心がけてください。これを実行するだけで、油や砂糖の摂取量は、かなり減るはずです。

というのも、ご飯をたっぷり食べれば、その炭水化物でエネルギーが十分に足りるため、脂肪やタンパク質をとる必要が少なくなるからです。

朝忙しい人は、コンビニおにぎりだけでもいい

一日二回ご飯を食べるときにポイントになってくるのが、朝ご飯でしょう。というのも、昼食や夕食は、どうしても油が入ってくる可能性が高いからです。昼間は同僚や友人との食事でカタカナ主食をとらざるを得ないこともあるでしょうし、夜居酒屋に行くと油っぽいつまみを注文しがちです。

その点、朝食ならば、誰に気兼ねすることもなく、自分の意志だけで油抜きのご飯にすることが可能になります。

しかし共働きや一人暮らしの人は、料理が好きで自炊に慣れていればいいのですが、じっくりとご飯を作っている時間がないことが多いと思われます。

そんなときは、会社に着く前に、おにぎりを買って、会社でお茶を飲みながら食べるのがおすすめです。このとき、できれば、専門のおにぎり屋さんで買ったほうがいいでしょう。

こうして、朝、ご飯を食べるようにすれば、あとは昼か夜のうち、どちらか一回ご飯を食べればＯＫ。こうすれば、一日二回のご飯は、それほど難しいことではありません。

昼は、定食屋かお弁当。おかずは、焼き魚だろうがトンカツだろうがかまいません。とにかく白いご飯を食べることです。これができれば、一日二回を実行できます。

昼食で麺類になったり、同僚につれられてカタカナ主食を食べてしまったときは、夕食か夜食でご飯を食べることにします。ただし、家に帰るのが遅く、夜一〇時過ぎに食事をとる人については、ちょっと話が違ってきます。それについては、のちほど説明します。

いまの日本では、主食にさえ油や砂糖が大量に入っています。主食というのは、毎日とるものですから、そこで大きな影響を受けてしまうのです。

ですから、まず解決するのは、おかずではありません。主食なのです。おかずを考えるのは、あくまでも主食の問題が解決してからのことです。

そして、主食の問題でいちばん大事なことは、油も砂糖もない白いご飯で、胃袋の一定の割合を満たすことなのです。その点、一日二食白いご飯を食べることを実行すれば、自然に油や砂糖が減っていくことになります。

病気に成らない体を作るための第一段階というわけです。第一段階に過ぎませんが、これだけ実行すれば、問題点の八〇パーセントは解決するといっていいでしょう。現に、私が相談を受けた人でも、主食をご飯に変えただけで、体の不調がウソのようによくなったという人が山ほどいます。

「そば」「うどん」を食べていい時、悪い時

一日二食をご飯にしたら、もう一回はどうしたらよいでしょうか。

できれば、ご飯以外の主食はなるべく「ひらがな」にしたいものです。つまり、欧米風のカタカナ主食や、ラーメン、お好み焼き、タコ焼き、焼きソバといった油分の多い主食ではなく、日本的な主食というわけです。

具体的にいえば、そば、うどん、そうめん、ひやむぎといったところでしょうか。

「それなら、ふだんから、ご飯の代わりにそばやうどんを食べてもいいのではないか」

そういう疑問も出てくるかもしれません。しかし、いくつかの理由で、やはりご飯を最優先にしたいと私は思っています。

まず、そばやうどんのような麺類は、小麦粉やそば粉などから作った、いわゆる「粉食」だという点が挙げられます。これは、米のように粒のまま食べる「粒食」とは、消化吸収の速度が違います。粒食のほうが、粉食よりも消化吸収が緩やかなのです。

私たちは、食べたものを消化吸収して、分解し、それをエネルギー源として使っていることは前に書いたとおりです。その過程で、麺類は粉食のため、消化液に触れる面積が広く、吸収が速い——つまり、腹持ちが悪いという欠点があるのです。と同時に、麺類はあまり噛まずに食べるため、満腹感が起きにくいのです。

消化吸収が早いのは、それはそれで長所でもあるのですが、仕事をしている人にとっては短所になってしまいます。昼飯がうどんだけでは、お腹が減って午後の仕事がもちません。

現に、讃岐うどんの本場である四国の高松に行くと、昼食はうどんを食べる人が多いのですが、うどんを食べながらちらし寿司やおいなりさんをとっている人をよく見かけます。

このように、満たされないお腹をご飯で補えばいいのですが、なかには次の食事まで我慢できずに、間食でケーキや菓子パンを食べる人もいるでしょう。それならば、最初からご飯を食べるようにしたほうがいいのです。

また、そばもうどんも加工品ですから、品物を選ばないと、食品添加物が入っている可能性もあります。さらに付け加えれば、うどんやそばに合うおかずが、ご飯と違って狭いというのも欠点です。うどんやそばに合うおかずは、どうしても、野菜の天ぷらなどになってしまいます。

そういったこともあるので、けっして、うどんやそば自体が悪いというわけではありませんが、私はご飯をすすめるのです。

このように、ご飯以外の主食は、なるべく「ひらがな主食」にしたいものです。パン、ラーメン、パスタ、ピザなどのカタカナ主食はもちろん、お好み焼き、タコ焼き、焼きソバといった油分の多い主食は、なるべく避けて欲しいのです。

とはいえ、つきあいもあるでしょうし、たまには食事に変化をもたせたいものです。週一、二回はそんな日があってもいいと思います。

「急にカタカナ主食を減らすのは無理」というのなら、まずは一日一回に抑えて体を慣らし、最終的には週一、二回までに減らしていくという方法もあります。

夕食が遅い人でも、「夜のドカ食い」は必ず防げる

「一日三食のうち二食をご飯に」と私は書きました。しかし、最近では夜型の生活をしている人が増えているために、問題はもう少し複雑になってきます。

つまり、「三食」に何を食べるかというだけでなく、「三食」をいつ食べるかということも考えに入れなくてはならないからです。

これまでの日本人は、朝食六時、昼食一二時、夕食が一八～一九時というパターンで食事をしてきました。

これならば、夕食から次の朝食まで一二時間あるから、当然朝はお腹が空きます。だから、ご飯が入るわけです。これが、本来の姿といえるでしょう。

しかし、いまこんな生活をできる人は、ごく一部の人たちだけに過ぎません。あとは、旅館に泊まったときぐらいでしょう。旅館で朝食がおいしくおかわりできるのは、前日の夕食の時間が早いからです。

ところが、仕事を持っている人のふだんの夕食は、二一～二三時が普通になってし

まいました。こうしたライフスタイルの中で、あるべき食生活を考える場合、まず問題となるのは夕食です。

夕食といっても、夕方に食べている人はまずいません。多くは、二一時過ぎに食べているわけで、それはもはや夕食ではなくて夜食です。何よりも、そのことをはっきりと意識したうえで、具体的な内容を考えていくことにしましょう。

典型的なパターンとして、朝食、昼食、夕食、夜食の時間を、六時、一二時、一八時、二二時で考えてみます。もともとの夜食はごく軽いものだったはずですが、現状では、本来の夕食がその時間にずれこんでしまったのです。そして、二二時前後にたっぷりとご飯を食べるものですから、翌朝のご飯が入らなくなるという悪循環に陥ってしまいます。

これでは、一日三回ご飯を食べることができなくなってしまいます。そこで工夫が必要になってきます。

第一の工夫は、夕食（実際には夜食）のとり方です。

二一時以降に食事をとる人は、昼食から夕食まで約一〇時間も空いているために、それがドカ食いの原因になってしまいます。しかし、本来ならば寝ているような時間に空腹を満たすのは、健康的に好ましくありません。なんとかして、その内容を軽くしなくてはなりません。

この本では、ご飯を食べることを推奨していますが、さすがに二二時過ぎのご飯は避けたほうがいいと思います。健康的な面ももちろんですが、太りすぎを気にしている人へのダメージも強力です。一八時に食べるのとくらべて、体重への影響は三倍と思ったほうがいいでしょう。どうしてもデンプン質をとりたければ、軽いお茶漬けか、そうめん、ひやむぎにとどめてください。

アルコールを飲む人は、アルコールとつまみだけにして、ご飯は食べないほうがいいでしょう。もちろん、揚げ物のような油たっぷりのおかずは厳禁。

しかし、お腹が空いているために、軽くできないという方もいると思われます。そこで、夜を軽く済ますために、第二の工夫が必要になってきます。

それは、夕方のうちにある程度炭水化物をとっておくということ。これが、夜型の人の最大のポイントです。そうしておけば、夜になってもそれほど空腹感は持たないで済むからです。

ところが、実際には、会社勤めの人が夕方にとりがちなのが、男性は圧倒的に缶コーヒー、女性はクッキーやチョコレート。どちらも油や砂糖を大量に含むものです。

条件が許せば、夕方に、おにぎりや海苔巻き、ちらし寿司のようなご飯粒を使った食事を買って食べて欲しいものです。社員食堂があれば、この時間に定食を食べるのが理想です。

どうしても時間がないときは、バナナかせんべいを用意しておくといいでしょう。バナナは、果物の中ではデンプンが多く、ご飯に近い果物です。

ほかに甘栗とか、パックの焼きイモを用意しておくのもいいかもしれません。とにかく、一八時前後に小腹をある程度満たしてしまうことが大切なのです。

こうすれば、「午前中のぼんやり」はなくなる

夜遅くお腹いっぱい食べたり、油ものを多くとったりすると、単に太るだけではなく、内臓への負担も大きくなってしまいます。

つねに負担がかかっていれば、内臓は疲弊していき、体の不調を招くことは間違いありません。病気にもかかりやすくなります。

内臓への負担を小さくするには、とにかく寝るまでに胃袋を空っぽにすることです。食後二、三時間以内には寝ないようにしたいものです。

それができずに、食べてすぐに寝ると、消化のために胃が動いたまま眠る状態になり、熟睡できません。その結果、翌日の午前中、ひどいときは一日中、ぼんやりすることになってしまうのです。

朝の電車で居眠りしている人をよく見かけますが、この人たちの多くが、前夜のドカ食いが原因と考えられます。こうしたことが重なると、慢性的な疲労につながり、体調を崩したり、事故を起こしたりするもとになってしまいます。

しかし、難しいのは、人間の「飢えた脳」が寝る前に空腹に我慢できるかという点です。これほど豊かな国になったのに、脳は大昔の飢餓の記憶を引きずっています。だから、空腹で寝るのは非常に不安感が強い。腹いっぱい食べるからこそ明日は生きられるという幸せを、私たちの脳は知っているのです。私たちの本能にかかわることですから、正直なところ、なかなか減らしにくいところではあります。

どうしても、夜食べないと不安になるという人は、どうしたらよいか。それは、次善の策として、朝を抜くしかないでしょう。夜にドカ食いをした翌朝は、お茶か水を飲むだけでかまいません。

逆に、朝にきちんとご飯を食べるためには、なるべく夜を軽くすること。そして、夜を軽く済ますためには、夕方にある程度デンプンをとることを心がけてください。

もちろん、朝たっぷりと食べる必要はありません。少しのご飯とみそ汁と漬物と焼き海苔ぐらいでいいのです。働いている方は、前にも書いたように、通勤の途中でおにぎりを買ってもいいし、定食屋で食べてもいいでしょう。

朝にご飯粒を食べると、血糖値がゆっくり上昇して、ゆっくり下降します。すると、昼にドカ食いにならないという利点があります。ところが、パン食では血糖値の上昇と下降が速いので、昼は空腹になって油っこいものが食べたくなるのです。

現に、昼間におそば屋さんで、もりそばやとろろそばのようなあっさり系のものを食べているのは、朝しっかりご飯を食べてきた人たちです。ところが、朝抜きの人がそばを食べると、どうしても天ぷらそばが食べたくなり、カロリーが増えていく原因になります。

あえて「朝ご飯」を食べないという選択肢

「朝を抜く」というと、抵抗のある人がいるかもしれません。しかし、夜に食べすぎた場合は、これがもっとも理想的な方法なのです。

食べるべきときは食べて、食べないほうがいいときは食べない——これが病気にならない体を作るための究極の健康法といっていいかもしれません。

ところが、健康情報が書かれた本や雑誌を読んでいると、ある人は「一日二食のほうがいい」といい、また別の人は「一日三食のほうが健康的」といいます。しかし、これはあまり意味のない議論だと私は思います。

一日二食を主張する人によれば、食事の回数が少なくなると、体が一種の飢餓状態におかれるので、栄養分が吸収されやすくなるといいます。

確かに、空腹でいる時間が長くなるほど、吸収が高まるのは事実です。ただ、そういう議論をする場合に、見落としているのが一日の総量です。

もし、総量が一緒ならば、三回より二回にしたほうが太ることは間違いありません。でも、回数が減ったからといって、はたしてその分だけ多く食べられるものでしょうか。

たとえば一日二食の人は、一回の食事で一日三食の人の一・五倍食べられるでしょうか。ましてや、一日一食の人が一回の食事で三倍食べるのは難しいはずです。その問題を抜きにして、一日二食か三食か（あるいは一食か）というのは意味がないと思うのです。

もう一つの問題として、朝をきちんと食べるべきか、朝は抜いたほうがいいかという議論があります。しかし、夜七時ごろに夕食をとる人もいれば、夜一〇時に食事をとる人もいる現代、この違いを考慮に入れずに、朝食をとるべきか抜くべきかを語ることはできないのです。

夜七時に夕食をとる人が、翌日の朝食を抜いてしまったら、昼になるまでにエネルギーが切れてしまうでしょう。

一方、夜一〇時ごろにたっぷり食べて、しかも朝も食べてしまったら食べすぎになって、むしろ不健康です。そんなときは、きちんと朝食を抜いて、水かお茶だけにしておくことが大切です。

ところが、ここで果物やヨーグルトをたっぷりと食べてしまう人が結構多いのです。「健康にいい！」と思われるかもしれませんが、実はこれでかなりのカロリーをとってしまっているのです。

昼食と遅い時間の夕食をしっかり食べておいて、しかも朝はこれでたっぷり一食分。さらに夕食までの時間におやつとして、カロリーの高いお菓子を食べて……などとやっていると、一日何食になっているのかわかりません。油と砂糖のとりすぎで摂取カロリーが高いうえに、胃腸も壊してしまいます。ですから本能に従って、何も食べないほうが、よほど健康にいいのです。

こうした現状を抜きにして、「一日二食か三食か」あるいは「朝食をとるべきか抜くべきか」というのは考えられません。

「朝はきちんと食べなければならない」というのは、夜一〇時に寝て、朝五時、六時に起きる方ならいざ知らず、多くの人が夜型の生活をしている時代で、そんなことをいってもはじまりません。

夜型の人が増えたのは、社会的に見て、しかたのないことでしょう。こうした生活を変えられない以上、その枠の中でどう工夫したらよいのかを考えていくことが必要なのではないでしょうか。

「漬物」と「みそ汁」が最高の〝野菜料理〟

ご飯には、それ自体でクリーンなエネルギー源になるという長所がありますが、ほかにもたくさんの長所があります。

なかでも重要なのは、みそ汁や漬物との相性です。ご飯、みそ汁、漬物は、和食の

「最強トリオ」といっても過言ではありません。

ご飯はすぐれた主食です。赤ちゃんなどを見ているとわかるように、重湯やおかゆだけでほとんど副食をとらないにもかかわらず、ぐんぐん成長します。ご飯だけで必要な栄養素のほとんどがまかなえるということです。

しかし、いくら素晴らしいご飯でもそれだけでは、すべての栄養素がとれるわけではありません。とくに、タンパク質や脂質は多く含まれていません。

そこで、日本人はそれらを多く含む大豆製品を利用してきました。その筆頭が、大豆を発酵させた味噌なのです。ですから、それを利用したみそ汁とご飯という組み合わせによって、ほとんどの栄養素がまかなえるわけです。

またみそ汁が優れている点は、油を使うことなく、野菜をとれること。みそ汁を、単なる塩分の濃いスープと考える人がいますが、とんでもないことです。みそ汁には、さまざまな季節の野菜を入れることができる点で、漬物と並んで、最高の野菜料理といってもいいでしょう。

漬物は、とくに共働きの人、一人暮らしの人が絶対に忘れてはいけない野菜料理です。もちろん、自分で漬けるのが理想的ですが、それが面倒ならば、デパートやスーパーに行けば、いくらでも買ってくることができます。

ご飯、みそ汁、漬物の組み合わせは、けっして単調ではありません。季節季節の野菜を、みそ汁と漬物で味わえることを思うと、これこそ本当の意味で〝バランスのいい食事〟の基本ではないでしょうか。

ご飯を中心にすると、おかずも、バラエティに富んできます。

おかずは、できれば季節の野菜を材料にして、煮物、和え物、おひたし、温野菜のように、油を使わない料理を中心にしたいもの。みそ汁や漬物もそうですが、こうした和食の伝統的な野菜料理は、生野菜でとる場合にくらべて、実質的に食べる野菜の量が多くなります。

これも、野菜を買ってきて自分で料理をするのが理想ですが、デパートやスーパーで惣菜を買ってきてもかまいません。

「出来合いの惣菜を買うと、食品添加物が心配」という人がいますが、和食の惣菜ならば、よほどのものでない限り、それほど心配はいりません。加工食品中心の洋食のおかずにくらべて、食品添加物ははるかに少なくて済みます。

いずれにしても、惣菜を手にとるときは、サラダや炒め物ではなく、なるべく煮物やおひたしを選びたいものです。

「スーパーに行くと、ホウレン草のおひたしよりも、どうしてもホウレン草のバター炒めを選んでしまう」という人がいますが、それはカロリー不足になっているからです。

ご飯を食べないためにエネルギー不足になっているから、人間の本能として、カロリーの高い炒め物を求めようとするわけです。

私だって、腹ぺこでスーパーに行けば、揚げ物や炒め物を手にとるに違いありません。でも、きちんとご飯を食べてエネルギーが確保できていれば、ご飯に合うおひたしに手が伸びるのが普通です。

おかずのポイントは、つねに野菜中心にすること。それができたら、次の段階で、動物性食品として何をとるのかを考えます。

おおまかに分けて、肉でとるか魚介類でとるかの二つに一つなのですが、できれば魚介類中心にしたほうがいいでしょう。

ただ、同じ魚介類をとるのでも、余計な油は避けたいものです。もちろん、脂の乗ったサンマとかイワシといったように、もともと含まれている自然の脂ならば問題はありません。

問題なのは、マリネやフライといった料理で使う油。こうした油を使う料理は少なくしたほうが無難です。

同じように肉の場合、調理に必ずといっていいほど、油を使ってしまいます。これも、肉よりも魚をおすすめする理由です。

もちろん、肉をとるなというつもりはありません。でも、あまり多くならないようにしましょう。とくに、ハム、ソーセージ、サラミ類といった食肉加工品は、食品添加物が多く含まれている可能性がありますので、気をつけたいものです。

食欲がないときのキーワードは「酢」「水」「香」

いくらご飯がいいといっても、夏場などは、どうしても食欲がなくて、ご飯が食べられないときもあるでしょう。そんなときの工夫を三つご紹介します。

一つは、酢飯にする方法。

自宅の場合、おすすめはちらし寿司です。酢が入ることで、食欲が増進するからです。実際ちらし寿司を作ったことのある方ならご存じのとおり、普通にご飯を食べるときよりも、寿司にするときのほうが、ご飯を多く炊く必要があるのです。それだけ、たくさんのご飯が、スムーズにお腹に入っていくということです。

外で買うときも、おいなりさんか海苔巻きといった酢飯の入ったご飯にすれば、あまり食欲がないときでもご飯が入るかもしれません。

二つ目は、水分を増やすという方法。お茶漬けやおかゆというのも、そういった工夫の一つです。宮崎県では、冷や汁といって、ごはんに冷たい汁をかけるメニューがあります。これも、暑い地域ならではの工夫でしょう。

三つ目の工夫は香りをつけること。カレーライスもいいと思います。カレーのソースには油が使われていますが、ここではとにかくご飯を食べることを優先させます。チャーハンやピラフのように、油で直接炒めているわけではなく、白いままのご飯を食べることができる点で、はるかにましと考えられます。

香りをつけるといえば、ウナ丼にするという手もあります。ウナギの蒲焼きの香りで食欲を増進させ、ご飯を食べやすくするというわけです。夏の暑いときに、土用の丑の日といってウナギを食べるのも、それを利用したいい例でしょう。

このように、「酢飯にする」「水分を増やす」「香り

酢飯は食欲がないときの味方

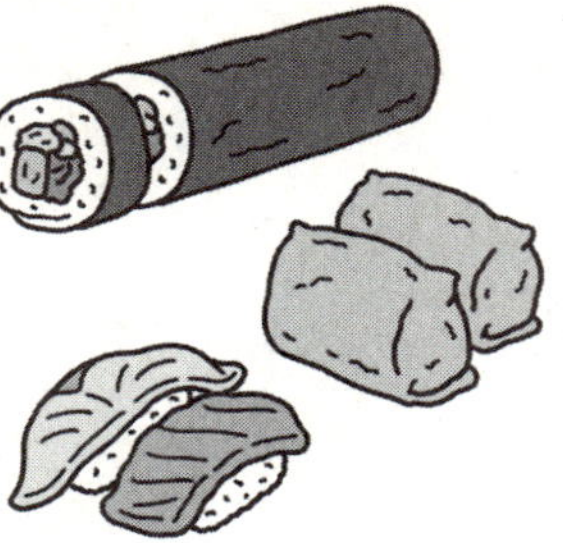

をつける」という工夫をすれば、食欲がないときも、ご飯が入りやすくなります。

私は、抗ガン剤を使っている患者さんの食事の指導をしていますが、病気で食欲のない人でも、酢飯を使った食事――ちらし寿司やおいなりさんは入るものです。それでもダメなときは、水分を増やすという方法を試みます。

おいなりさんの油あげにも油が使ってありますが、それでも中は白いご飯なので、食欲のないときの工夫としてはよいでしょう。こうした工夫をしてもご飯粒が入らないというときは、そうめんやひやむぎにすると食べられるということもよくあります。

「甘いお菓子」はむしろやめなくていい

この本を読むと、お菓子を目の敵にしていると思われるかもしれませんが、必ずしもそれは私の本意ではありません。甘いお菓子をまったく食べてはいけないといっているわけではありません。

ストレスに満ちた社会に生きている人間にとって、健康を維持するためには、体だけではなく心にも栄養が必要だと思います。

実は、心の疲れをとってくれるものというのは、たいてい体にはいい影響を与えないものばかりなのです。

おひたしを食べてもストレス解消になりませんが、アルコールやタバコというのは、人によってかなりのストレス解消の方法になります。

しかし、アルコールもタバコもたしなまない人は、砂糖のたっぷり入ったお菓子を食べて、ストレスを解消するほかはありません。

お菓子の中でもチョコレートには、砂糖と油に加えて、材料となるカカオマスにテオブロミンという安定剤の作用をする物質が含まれています。ですから、精神的に疲れたときに、チョコレートを食べるとホッとするという人が多いのも理解できます。

ただ気をつけないといけないのは、私たちは甘いお菓子を、日に何度も食べられる環境にあるということです。大昔と違って、甘いお菓子類は安く手に入るようになりました。おいしそうなケーキも、街のあちこちで見られます。

誘惑のままに食べていると、それこそ砂糖まみれになってしまいます。個人差はありますが、ケーキ、クッキーなどのお菓子類は、一日一回と決めるといいかもしれません。

できれば、そのお菓子も、洋菓子ではなく和菓子をおすすめします。

というのも、和菓子の成分は、ほとんどがデンプンと砂糖だけですが、洋菓子はそこに乳製品と油脂類という油が非常に多くなるからです。同じ量を食べても、カロリーは約二倍あると考えてください。

もう一つ、和菓子の長所は食品添加物が少ないことです。原料の多くが、イモ、米、モチ米、クズなどで、それに砂糖が加わってできています。そのため、着色料も保存料も、あまり使う必要がないのです。

それに対して洋菓子は、そこに生クリーム、生卵といったタンパク質が加わっています。タンパク質は腐敗しやすいので、どうしても保存料などを入れなくてはならないのです。

「砂糖」のとりすぎでキレやすくなる訳

砂糖は脳の栄養源とよくいわれます。

頭を使って疲れたときに、甘いものを食べると、すっきりして頭が働くような気分になります。

確かに、炭水化物の一種であるブドウ糖は、脳の唯一の栄養源です。しかも脳は、摂取したブドウ糖の約一八パーセントも消費するのです。

ブドウ糖というのは、炭水化物の中でももっとも単純な形をした分子です。炭水化物であるデンプンや砂糖、麦芽糖などが体内に吸収され、分解されたブドウ糖は、血液中を流れ、体中に行き渡り、私たちのエネルギー源となります。

ちなみに、私たちが病気になったとき、エネルギーを補給するために、病院で点滴を打つことがあります。これは、ブドウ糖を直接血液中に注ぎ込むことで、素早く元気を回復させようというものです。

さて、健康診断に行くと「血糖値」というものを調べます。これは、血液中に含まれているブドウ糖の量を表すものです。食事をすれば、当然血糖値も増えていきます。

私たちはどんな状態においても、血液中に流れているブドウ糖は不足しないようにできています。もし不足してしまったら、生きるためのエネルギーがなくなり、その場で倒れてしまうこともあるからです。

逆に、血液中のブドウ糖の量が多くなりすぎても、さまざまな問題が起きてきます。そこで、血液中のブドウ糖が多くなると、インシュリンというホルモンが分泌されて、ある一定の量以上にならないように調整をしてくれるのです。

このインシュリンの分泌がうまくいかない病気が糖尿病です。インシュリンが不足して、血液中のブドウ糖が増えると、昏睡状態になるようなことさえあります。そこで、次善の策として余分な糖分を尿から出すようになるわけです。

さて、ここでポイントになるのが、ブドウ糖の原料になる食べ物の種類によって、血糖値の上がり方や下がり方が違ってくるという点です。

以前の私たちの食生活は、ご飯（デンプン質）が中心でした。デンプンは、分子が大きい多糖類という仲間の糖類で、消化吸収も緩やか。そのため、血糖値が上がるのもゆっくりで、また下がるのもゆっくりでした。

ところが、ケーキやチョコレートにたっぷりと入っている砂糖（ショ糖）や、ジュースなどに含まれる異性化糖は、それぞれ二糖類や単糖類という、小さな分子の炭水化物です。これらは、体内に入るとすぐに吸収されて分解されます。

そのため、血糖値が上がるのが速いのです。疲れたときに、チョコレートを食べると、すぐにホッとした気分になるのはそのためです。

しかし、上がるのが速いだけでなく、下がるのも速くなります。血糖値が下がると、ブドウ糖が不足してエネルギー不足になってしまいます。

こうした、血糖値の上下が激しい炭水化物ばかりを食べていると、年中飲んだり食べたりしないと落ち着かなくなりますし、すぐにキレやすくなるわけです。

さらには、脳にエネルギーが慢性的に不足するようになり、積極的な考え方ができなくなったり、老け込んだりすることにもつながっていくのです。

砂糖も炭水化物の一種ですが、血糖値の上下が激しいというのは大きな欠点です。それに対して、ご飯は血糖値の上下が緩やか。こうした点からも、エネルギー源としてはご飯が優れているのです。

「清涼飲料水」には〝飲み時〟がある

砂糖は素早く効き目が表れるので、エネルギーがすぐに欲しいときには便利です。しかし、このような食事を年中とっていると大変なことになります。

インシュリンが分泌される回数が増え、食べていないときまでインシュリンが出ることで過剰分泌され、血糖値が低くなりすぎてしまうこともあるのです。これが、問題になっている低血糖症です。

一般の砂糖よりも強力なのは、液体に溶けている異性化糖です。これは、最初から液体の中で分子が離れているので、即座に体内で吸収されます。いってみれば、口から点滴の液を入れているようなものです。

清涼飲料水には、異性化糖が大量に含まれています。ですから、清涼飲料水を飲むと、一気に血糖値が上がり、その直後に一気に下がります。これを続けていくと、低血糖状態になりやすくなります。

いわゆる「ペットボトル症候群」というのも、低血糖症の一種で、砂糖のたくさん入った清涼飲料水をつねに補給していないといられない——そうでないと、頭がぼんやりして、元気に活動ができないというのです。

こうなると、まるで麻薬と同じだというのも、あながち大げさな表現ではないことがおわかりになると思います。

もちろん、こうした糖類を含む飲料は即効性があるので、マラソン選手をはじめとするスポーツ選手がエネルギーを補充するには最適です。

マラソン選手に四〇キロ過ぎたところで、エネルギー補充だといって、おにぎりや磯辺餅をあげたら怒られるでしょう。そんなときは、即効性のある砂糖入りのスポーツドリンクを飲むわけです。

また、重症の病人の方にも、点滴に準ずるものとして、スポーツドリンクで口からエネルギー源をとり入れてもらうことがあります。

いわば、こうした清涼飲料水はスポーツ選手や病人のような、弱っているときの非常食のようなものです。少なくとも日常食ではありません。コマーシャルなどでそういうスポーツ選手が飲んでいるから自分も飲むというのは、特別な状況の人とふだんの生活をごっちゃにしているのです。

非常事態でエネルギーを点滴するように、現代人は缶コーヒー、健康飲料を日常で飲むようになってしまいました。いってみれば、日本は一億総点滴時代に突入したといってもいいかもしれません。

しかし、液体というものは、もともと水分を補給するものであって、エネルギーを補給するものではないということを覚えておいて欲しいのです。

液体だけでカロリーをとるのは、人生でも限られた場面でしかありません。赤ちゃんのおっぱいと、重病のときの点滴ぐらいです。アルコールも、結果的に液体でカロリーをとってもいますが、おつまみでもとっているので、まあこれは例外としましょう。それを除くと、かつては、たまにラムネやジュースを飲む程度だったものです。

ところが、最近では年がら年中、缶コーヒー、スポーツ飲料、ヨーグルトドリンク、健康飲料と、液体でカロリーをとる機会が増えてしまいました。その結果、ご飯を食べる量が減ってきてしまったのです。

食生活をご飯中心にするためには、何よりも液体でカロリーをとらないことが大原則です。水分は、水、麦茶、ばん茶のような飲み物でとるようにしたいものです。

とはいえ、子どもではあるまいし、さすがに大人は水やお茶だけでは我慢できないものです。現実的には、コーヒーや紅茶、アルコールといった刺激物も、とりすぎない程度に飲むのは問題ありません。

ただ、問題なのは、コーヒーや紅茶には砂糖を入れがちであるという点です。いくらなんでも、お茶に砂糖を入れる人はいません。砂糖をとりすぎている現代の食生活の中では、日常の飲み物はお茶にしたほうが無難です。

そういう意味では、主食の場合と同じように、飲み物についても、カタカナ飲料（コーヒーや紅茶）よりひらがな飲料（日本茶）のほうがおすすめなのです。

韓国人女性に肌がきれいな人が多いのはなぜか

食事の量と老化とは、密接な関係があるといわれています。

こんな有名な実験があります。ネズミを使って行われたアメリカの実験で、毎日たらふく食べさせたグループと、量を三分の一ぐらいに減らしたグループを比較して、どちらが長生きするかを調べたのです。

結果は、たらふく食べたほうが老化が早く進むというものでした。これは、人間にもまず一〇〇パーセント当てはまると断言していいでしょう。人並みはずれた大食をする相撲取りに短命の人が多いのは、単なる偶然ではありません。

どんなものを食べるにしても、人間の体にはそれなりの負担がかかってきます。ものを燃やせばススやガスが出るように、栄養素を体内で燃焼させてエネルギーにすれば、不要な物質が出てきてしまうのです。

また、胃腸の消化吸収能力にも限界がありますし、消化酵素の量にも限界がありますから、毎回毎回たらふく食べると、体に大きな負担がかかるのは疑いようがありません。長生きをしている人のほとんどが、「腹八分目が長生きの秘訣」と語っているのも、こうしたことを裏付けています。

私たちのエネルギー源になるのは、炭水化物、脂質、タンパク質だけですが、その中でも炭水化物がもっともクリーンなエネルギー源であり、体にかける負担がもっとも少ないということは、すでに述べたとおりです。

脂質やタンパク質を過剰にとると、胃、腸などの消化器はもちろん、肝臓、腎臓などの内臓に負担がかかっていきます。そして、内臓に負担がかかれば、必ず肌や髪などの外面にも影響が表れます。

皮膚は内臓の鏡だといわれますが、内臓が元気な人は肌もみずみずしく、内臓が弱っている人は、例外なく肌の色つやや顔色が悪くなってきます。

これまで、私は何千人という患者さんと会ってきましたので、相手の肌や顔色を見れば、どこが悪いかだいたいわかるようになりました。ましてや、優れたお医者さんならば、即座に病名も言い当てることができるでしょう。

肌の老化防止というと、肌の表面ばかりを気にしている人がいますが、肌と内臓は切っても切れない関係にあることを忘れてはいけません。

肌だけが体と分離しているわけではありません。食べたものが血となり肉となり、それが体全体に行き渡っていくのです。肌が、ほかの内臓や筋肉などと違うのは、たまたま外と接しているというだけのことなのです。内臓が汚れたり傷んだりすれば、肌にも影響が及ぶのは自然の成り行きです。

ですから、肌の衰えや肌のみずみずしさというのは、もとをたどれば当然、食事に行き着きます。脂肪やタンパク質のような負担のかかるものばかりを食べていれば、老化が進むのは当然のことといってよいでしょう。

韓国人女性には肌がきれいな人が多いとよくいわれますが、それはキムチのように、ご飯が進むおかずがたくさんあり、ご飯をたくさん食べているからだと思われます。エネルギー源の多くを炭水化物からとっているために、肌が若く美しく保てるのです。

なぜ欧米人は年より上に見られるのか

欧米の女性は、若いうちは妖精のようにきれいだったのに、三〇歳を過ぎると急に老け込むということをよく聞きます。肌がガサガサとなり、シミやソバカスも増え、目立ってしわも増えてくるというのです。

その理由の一つとして、老化しやすい食生活があるのではないかと思われます。つまり、肉や油を中心とした欧米風の食生活が、女性の老化を早めてしまうわけです。

内臓に負担のかかる食事が老化を早めることは、前の項でも説明しました。しかし、女性の場合は、もう一つ別の要素が加わってきます。

それは、女性ホルモンの問題です。

女性ホルモンの分泌は、二四歳前後がピークで、その時期は髪の毛や肌のつやがいちばんみずみずしい時期でもあります。

実は、この女性ホルモンの材料は、1章で説明したようにコレステロールなのです。そのため、油のとりすぎがコレステロールの増大を招き、女性ホルモンの過剰分泌につながっているわけです。

そのために、1章でも紹介した婦人科系の病気の急増だけでなく、さまざまな不都合が起きてきました。

初潮の時期が年々低年齢化しているのも、その一つです。小さいうちから油をたっぷりとっているために、女性ホルモンの分泌が早まっているのでしょう。

これは男女を問いませんが、離乳食からしていまは早すぎます。少なくとも生後一年間は、母乳と米と水だけで十分。それなのに、三カ月目くらいからベビーフードを買ってきて、レバーや肉、牛乳、卵などを食べさせているのが現状です。確かに、それなら早く成長するでしょう。でも、それと引き換えに、病気を引き起こす原因となっているのです。

そして、女性ホルモンが若いうちから過剰に分泌されているために、逆に減るのが早くなっていると思われます。欧米の女性は、早熟に見える人が多いのですが、どうやら早めに女性ホルモンを使いきってしまうために、三〇代、四〇代になると、肌が一気に衰えてしまうのではないかと、私は考えています。

これまでは、年をとっても肌のきめが細かく、実年齢よりも若く見られた日本女性ですが、だんだんと欧米の女性と変わりなくなるのではないかと、私は予想しています。

また、活発に分泌された分だけ、減るときはガクンと減ることも考えられます。最近の日本女性で、更年期障害が早まったり重くなったりしているのも、それが大きな理由の一つではないでしょうか。

「便秘に野菜が効く」の大ウソ

婦人病の話が出てきたところで、女性からよく相談される悩みの一つ、便秘について考えてみることにしましょう。

便秘を予防、解消するには、食物繊維をデンプン質の多い穀類、芋類、豆類からとったほうがいいことはすでにご説明したとおりです。

つまり、野菜をいくら食べても便秘の解消にはほとんどならないということです。だからいちばんの食改善は、ご飯をきちんと食べることです。そして、おかずやおやつには、イモや豆を食べることを心がけるといいでしょう。

生野菜をいくら食べても、便秘はそれほど解消しません。野菜の中でも効果的なのは根菜類ぐらいだと思われます。

なかには、便秘対策として硬水のミネラルウォーターを大量に飲んでいる人がいます。確かに尿の量は増えますが、効果があるかどうかは疑問です。

私たちが口から食べているものは、固形物が二～三割、水分が七～八割といわれています。ということは、小腸に入ったばかりの段階では、まだドロドロ状態。それが、長い腸を通るうちに、だんだんと水分が吸収されて便の形に変化。そして、大腸を通って外に出るときは固形物に近くなっているというわけです。

このとき、小腸では、残ったものを先に送るために、腸がぜん動運動をします。ところが長い間便秘の人は、ぜん動運動が弱くなってしまっているのです。これが、弛緩性便秘というものです。

こうなると、便が肛門近くに来たころには、水分が吸われすぎて小さく硬くなっています。すると、重みがないので、便意がはっきりしない――ますます便はたまったままになる――こうして、どんどんと悪循環に陥ってしまうのです。

おもしろいのが、旅行へ行くと便秘になる人が多くなるという現象です。みなさんも経験したことがあるのではないでしょうか。

その理由として、環境が変わるために、トイレに行きにくいということもありますが、私は食事の変化のほうが大きいと考えています。

というのも、温泉旅館に泊まったら、大変なご馳走攻め。おかずが多いため、ご飯を少ししか食べないので、食物繊維が不足してしまうのです。それが旅先の便秘の大きな原因でしょう。

また、最近女性に、痔が増えてきたといわれています。テレビCMで女性をモデルにした痔の薬のコマーシャルをよく見るのも、そうした傾向があるからでしょう。

それは、食事から、穀物、芋類、豆類が減ってしまい、便秘になる人が多くなったことが大きな原因だと考えられます。

便秘になれば便は硬くなり、トイレでいきむしかない。その結果、痔が増えるのは当然の成り行きです。そして、便を体内におけばおくほど、さらに水が吸われてどんどんと硬くなり、よけいに出にくくなってしまうのです。

腸内に悪玉菌を増やさないための速効法

便秘の弊害は、痔になりやすくなることだけではありません。便がなかなか外に排出されずに、その間にもどんどんと水分が吸われていくことが問題なのです。なぜなら、本来は体の外に排出すべき汚れた液体を、体が吸収することになるからです。

ロシアのノーベル生理学・医学賞受賞学者メチニコフ（一八四五～一九一六年）は、こうした体内の「毒素」こそが、老化の大きな原因になるという説を晩年に発表しています。すでに発表されてから一世紀近い説ですが、私は事実であると確信しています。

便というのは、栄養分を吸収した残りカスであり、腸内細菌が約八割、あとは水分や古くなってはがれた腸壁など約二割で構成されています。本来、排出されるべき老廃物が体内に再吸収されれば、さまざまな病気や肌のトラブルを引き起こす原因になるということは、私の経験上、うなずけることです。

昔の人が、「便秘は万病のもと」という言葉を作ったのも、長い経験から身につけた知識と知恵があったからでしょう。

実際に、アトピー性皮膚炎の患者さんでも、食物繊維の豊富な穀類中心の食事にして、腸内をきれいにすることによって、症状が引く人も少なくありません。私が食事療法を行っている病院でも、ご飯とみそ汁だけで、おかずなしの食事を二週間続けたところ、アトピーの症状が改善した人が何人もいます。腸内がきれいになり、悪玉菌の数が少なくなったからでしょう。

腸内の悪玉菌は、消化物を発酵、腐敗させ、スカトールやインドールと呼ばれる悪臭の物質を発生させます。

穀類や芋類をとらずに、肉のようなタンパク質や脂質の塊ばかり食べていると、腸内の悪玉菌が増加。おならも大便も臭くなってしまいます。

そうした肉中心の食事をしている人が、便秘になって老廃物を体内に再吸収することになると最悪といっていいでしょう。便秘に肉食が加わることで、さらに強烈なダメージを内臓や肌に与えることになるのです。

ただ、メチニコフは、老廃物の吸収による老化は、ヨーグルトで防げると考えたところに問題がありました。

確かに、腸内の悪玉菌を減らして便をきれいにすれば、病気や老化はある程度防げる——ここまでは間違いありません。

しかし、それに必要なのがヨーグルトだと結論づけてしまったことで、メチニコフはその後、批判されたのです。

前にも書いたとおり、ヨーグルトを食べたからといって、善玉の細菌は腸内に住み着くとは限らないのです。問題は、乳酸菌のような腸内細菌を口からとりさえすればOKということではありません。重要なのは、腸の中を善玉菌が住みやすい環境にして、腸内で菌を育てることです。

そのためには、何度もいうようですが、穀類、芋類、豆類中心の食事にして、きれいな腸を保つことが大切なのです。

砂糖のとりすぎが冷え性を招いていた！

便秘と並ぶ女性の悩みといえば、冷え性が挙げられるでしょう。ところが、最近では男性にも冷え性が増えているという報告があります。これも、食事の内容に大きな関係があることは確実です。

体を冷やしやすい食べ物のベストスリーは、砂糖、果物、生野菜。とくに、最近になっての冷え性の急増は、砂糖のとりすぎが大きな原因です。

砂糖というのは、ご存じのように、南方でとれるサトウキビの汁から作ります。果物にしてもサトウキビにしても、南方でとれるものは体を冷やすと考えておいたほうがいいでしょう。

だからこそ、南国に住む人たちは、パイナップルやマンゴーなどのトロピカルフルーツを食べて体を冷やし、暑い気候を乗り切っているのです。サトウキビも、昔の沖縄ではよくおやつがわりにかじって汁を飲んだといわれますし、インドの街角ではいまでも、サトウキビを目の前で搾ってジュースにして売っています。

また、果物や生野菜が体を冷やすのは、水分が多いことも一因です。水分が多いものを食べれば、体が冷えるということは、すでに述べたとおりです。

ですから、沖縄では水分たっぷりの果物をそのまま食べますが、北日本では干し柿、干し芋、かんぴょう、切り干し大根のように、果物や野菜から水分を出し

果物は体を冷やす

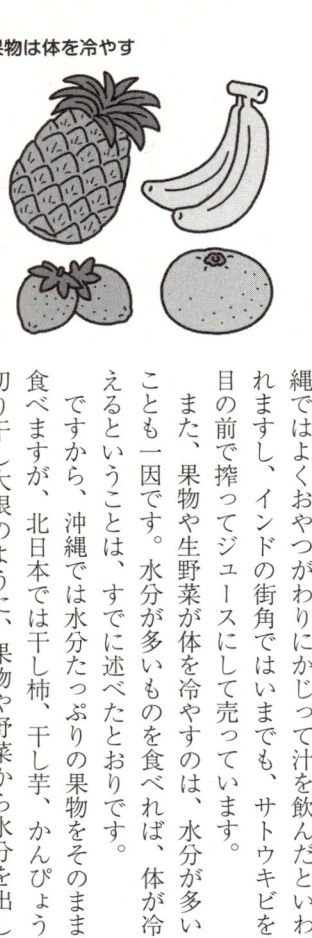

て食用にするものが多いのです。

「ヘルシーだから」と、ご飯も食べずに、生野菜や果物を大食いする人がいます。でも、炭水化物という効率のよいエネルギー源をとらずに、水分ばかりとっていれば、これは冷え性にならないほうが不思議です。

そんな人を見るたびに、私はこう皮肉をいいたくなります。

「あなたはチンパンジーじゃないんでしょう？　果物の食べすぎです」

本当に熱帯のチンパンジーかと思うほど、果物ばかりモリモリ食べている人がいますが、これは本当にやめたほうがいいでしょう。

また、果物は果糖が多く含まれており、カロリーもかなり高いものです。ですから、食べすぎるとご飯が入らなくなってしまいます。

いってみれば、砂糖と油のほかに、果物もまた、ご飯と「シェア」を奪い合っているのが、現代日本の食生活なのです。果物は食後のお楽しみ程度にしたいものです。

4章

脳と体が確実に若返る！
毎日のラクラク「粗食」生活

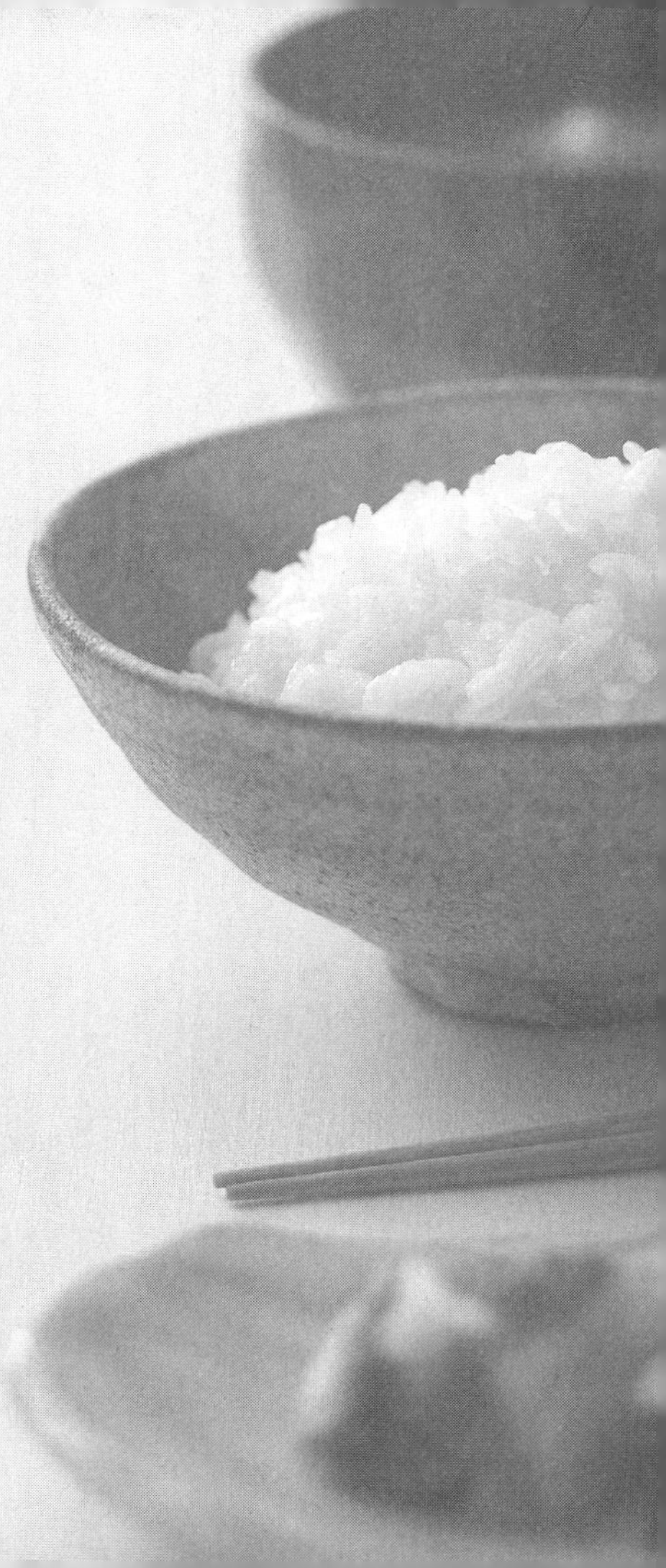

「基本食」「副食」「間食」という考え方

ここまでの説明で、病気にならない体を作る食生活について、さまざまな基礎知識を紹介してきました。この章では、そうした基礎知識をふまえて、誰でも無理なく簡単に実践できる食事改善のコツを紹介します。

とはいえ、人によって食事のとり方もさまざまです。家族といっしょに食事をとる人もいれば、一人暮らしで自炊をしている人もいるでしょう。また、ほぼ毎食外食をしている人もいるはずです。ここでは、そうした違いも考慮に入れたうえで、忙しい人にでもできるように、具体的な方法を紹介することにします。

さて、その際にもっとも大切なのは、食事の基本の組み合わせパターンを知ることです。これができないと、メニューが行き当たりばったりになり、毎回の食事を考えるのが精一杯。とても健康にまで考えが及ばなくなってしまいます。

では、どうすればよいか。まず、食卓にのぼるメニューを、基本食、副食、間食に分けて考えます。

基本食というのは、ご飯とみそ汁と漬物とお茶。いわば、食事の土台となるものです。食事の七割は、これで決まるといってよいでしょう。

残りの三割が副食（おかず）。副食の重要度はその程度です。

そして、副食のなかでも、いちばん重要視してもらいたいのが常備食。常備食とは、海苔や佃煮など、保存の利く食品のこと。常備食を上手に生かすことが、副食を考えるうえで大切なのです。間食はプラスアルファーの一割と考えるといいと思います。

ところが、ほとんどの人の頭の中は、副食つまり、おかずを何にするかということばかりに気をとられています。健康に関心がある人でも、食事で何に注意しているかを尋ねられると、ほとんどの人は副食のことばかりを答えるのです。

しかし、本当に重要なのは基本食です。まず、そこで頭を切り換えてください。考えてもみてください。病気になったとき、なぜ病院ではおかずを出さなくても、おかゆを出すのでしょうか。それだけ基本食が、人間の体にとって大切だからです。

また、災害にあって避難しなくてはならないとき、あなたは食料として何を持っていくでしょうか。ホウレン草や刺身を持って逃げる人はいないでしょう。ほとんどの人は、米と水、あるいはそれに加えてせいぜい梅干しを持って逃げるはずです。というのも、非常事態では何が本当に大切なのか、本能的に知っているからです。

ところが、最近の健康情報というのは、ほとんどがおかずを工夫するという話ばかり。そうではなく、まずは食生活の中心が基本食であるということを頭に入れて、以降の説明を読んでいただきたいと思います。

「日常茶飯事」に秘められた日本人の知恵

和食の場合、毎日の食生活の中心におかれるのが「基本食」という考え方です。これは、ご飯、みそ汁、漬物、お茶の四つ。飯を食べ、お茶を飲むことは、まさしく日本人の毎日の日常でした。そこで、私たちの祖先は、ごく当たり前の出来事という意味で、「日常茶飯事」という言葉を使うようになったのです。

この言葉一つをとってみても、いかにこの基本食が、日本人の食生活の中心として重要なものかということがわかります。食事の中にあって、基本食の重要度は、全体の七割に当たると私は考えています。

そして、和食の素晴らしい点は、基本食だけで食事の基礎が揃っていること。だからこそ、和食では細かいメニューを毎食考えないで済んでいるわけです。

「今日はサンマを焼こう」「今晩はスーパーで肉を買おう」というのは、基本食あってのことだとおわかりになると思います。逆にいえば、基本食をきちんとしておけば、あとは少しのおかずさえ加えれば済むのが和食の特徴です。

基本食の素晴らしさはそれだけではありません。基本食はエネルギーをとるものであると同時に、ビタミンやミネラルなどの微量栄養素までも、ある程度のレベルまでとることができます。あとは、ほんの少し副食でプラスすればいいのです。

しかし、基本食でエネルギーをしっかりとらないと、無意識のうちに副食や間食でエネルギーをとることになってしまいます。そうなると、おかずで油分や肉をたっぷりとりたくなってくるわけです。

それにしても、この基本食の組み合わせは、まさに絶妙といってよいでしょう。もっともきれいなエネルギー源としてご飯を食べ、タンパク質として大豆を原料としたみそ汁を飲む。しかも、みそ汁の具として野菜を入れれば、最高の野菜料理になります。漬物もまた、みそ汁と並んで素晴らしい野菜料理です。そして、食事の合間にお茶を飲むというのが、私たち日本人の日常の食事でした。

それでは、この基本食を構成するご飯、みそ汁、漬物、お茶のとり方について、もう少し詳しく見ていくことにしましょう。

白米、玄米、分搗き米…何をどう食べればいいか

健康を維持するメニューを考える場合には、毎日口にする基本食を充実させることが、もっとも大切になってきます。基本食で、体に必要なものを可能な限りコンスタントにとっておけば、おかずを選ぶ苦労はなくなるからです。

そう考えると、ご飯はなるべく精製していないものをとったほうが、微量栄養素をとることができて好都合です。精製度の低いご飯ならば、ビタミンB_1、ビタミンE、カルシウム、食物繊維といった栄養素を、基本食である程度確保することができます。

ちなみに、いわゆる未精製米というのは玄米のこと。それを精製すると、その程度によって三分、五分、七分という分搗き米になります。こうした分搗き米は、数字が大きくなるほど白くなって、白米に近づいていきます。胚芽米（胚芽精米）はさらに白く、白米に胚芽が残ったものと考えればいいでしょう。

どれがいいかといえば、理想は玄米なのですが、なかなか玄米を食べ続けるのは難しいものがあります。まず、胃腸が弱い人や小さな子どもには、消化しにくいという

難点がありますし、まれに体に合わないという人もいます。

夏の暑いときには、白米でさえも食べられないのに、玄米を食べるのは大変です。また、一人暮らしならば、玄米を食べようと決心して続けることもできますが、家族がいると、全員が玄米を食べ続けられる可能性は低いといわざるを得ません。

そこで、体調、現実性、手間などを考えて、おすすめなのは五分搗きです。味も白米にかなり近く、水加減も白米とほとんど同様。もちろん電気炊飯器で炊けます。

それでもハードルが高そうだという人は、七分搗きにしてみるといいでしょう。七分搗きは色も食感もほぼ白米と同じ。七分搗きで違和感のある人はほとんどいません。

分搗き米で面倒なのは、米屋が減っているために、注文しにくいということでしょう。その点、七分搗きに近い胚芽米なら、スーパーや生協などでも袋入りで売っていることがあります。

ただ、胚芽米の欠点は、製品の回転が悪いことが多く、古くなっている可能性があること。よく、「胚芽米はまずい」という感想を耳にしますが、それは精米してから日数がたっているものを食べているからです。精米したての胚芽米や分搗き米を食べれば、袋入りの白米よりもずっとおいしいことは確かです。

というのも、精米前の玄米の状態というのは、表皮をかぶっていますので、これが酸化や雑菌の増殖を防いでいるのです。精米によって、その表皮をはいだ瞬間から酸化がはじまり、米の味はどんどんと落ちていってしまいます。

ですから理想的なのは、玄米のままで保存して、食べる直前に精米することです。そう考えると、家庭用精米機を購入するのも一つの手でしょう。最近では、安い機種は二万円前後で手に入るようになっています。

もちろん、そんな面倒くさいことをする余裕がないという人もいると思います。そういう人は、白米に雑穀を入れるのもいい手です。どこのスーパーでも、あわやきびなど何種類かの雑穀をセットにしたものがパックで売られています。麦や発芽玄米を入れるのもいいでしょう。白米だけで食べるより、何種類かの雑穀を組み合わせたほうが、とれる微量栄養素も増えてくることは間違いありません。

しかし、誤解しないでいただきたいのは、けっして白米が悪いのではないということ。未精製の米よりは落ちますが、パンなどのカタカナ主食にくらべれば、はるかに優れた食品であることは疑いようがありません。

健康指導者の中には、白米を目の敵にする人もいますが、それは大きな間違いです。手間を考えれば無洗米でもいいですし、仕事に忙しくて時間がなければ、コンビニに売られているパックのご飯でも十分。

ただ、玄米が一〇〇点だとすれば、五分搗きは九〇点、雑穀入りが八〇点。そして白米は七〇点という感じでしょうか。それでも食べないよりは、白米を食べたほうがずっと体にいいのです。

「安全な味噌」の簡単な選び方

ご飯と並んで和食に欠かせないものがみそ汁です。家にたとえればこの二つは食事の土台に当たるものであって、できれば毎日みそ汁を飲んでいただきたいと思います。毎日飲むものですから、なるべくいい味噌を使いたい。そこで、購入するときのポイントを紹介しましょう。

まず成分ですが、もともと味噌というものは、食品添加物の少ないものです。原料を見ると、ほとんどが食塩と大豆になっているはずで、これが基本です。

ただし、大豆が問題です。可能ならば、無農薬の国産大豆。でも、それは価格が高いものが多いので、少なくとも丸大豆使用の味噌にしましょう。丸大豆というのは、大豆を丸ごとを使っているという意味ですが、これに対して、脱脂大豆を原料にしている安い味噌があります。

脱脂大豆とは、食用にする大豆油を搾ったあとの大豆のこと。いわば、おからのようなものです。本来ならば、丸大豆を使って長期間発酵・熟成させるのが、いい味噌の条件なのですが、なかには脱脂大豆に化学調味料を入れて、あっという間にこしらえる味噌もあるのです。

前に説明したように、減塩味噌も、塩が少ない代わりに保存料などが入っているので、おすすめしません。また、なかには、水あめの入っている味噌もあります。いわゆる白味噌に多いのですが、何かの料理に使うならいいかもしれませんが、みそ汁には適していません。

もう一つ、みそ汁で大切な要素はだしです。もちろん時間に余裕のある人は、カツオ節を削ったり煮干しの頭やはらわたをとったりして、だしにするのが理想的です。でも、会社勤めの忙しい人、一人暮らしの人に、そんなことを望むのは酷な話です。

そんな忙しい人におすすめなのが、ティーバッグ式のだしでしょう。紅茶のバッグみたいな中に、だしが入ったもので、それを鍋に入れるだけでだしがとれるのです。

そんな暇もないほど忙しい人は、だしの素だって構いません。もっと忙しい人は、だし入り味噌でもいいでしょう。最近は「液みそ」といって、お湯に入れるだけで済むものもあります。溶かす手間がいりません。とにかく、みそ汁を飲む習慣をつけることが第一です。

「漬物」は、世界に誇る最高のおかず

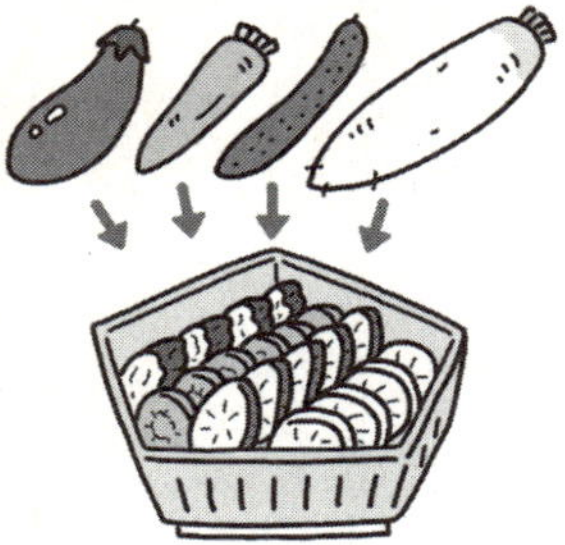

みそ汁とともに、漬物もまた、食べる習慣をつけてもらいたい食品です。野菜を発酵させて作った漬物は、日本が誇る野菜料理といってもよいでしょう。

野菜炒めのような料理を作る暇があったら、漬物を充実させたほうが、はるかに健康維持に役立ちます。また、煮物、和え物、おひたしよりも、漬物のほうが大事だと私は考えています。

以前は、どこの家にもぬか床があり、自宅で当たり前のように漬物を作っていたものでした。しかし、現在ではそんな家はごく少数派になってしまいました。

でも、スーパーに行けば、すでに完成した状態のぬか床が売られています。それを買ってきて、そのままキュウリでもナスでも入れれば、漬物のできあがり。これなら、たいした手間はかかりません。

もっとも、そんなことをいっても、漬物は買うものだと思っている人がほとんどでしょう。そこで、買うときに問題になるのは漬物の品質の差。味噌の場合は、商品による差は小さいのですが、漬物ではいい悪いの差が激しいのです。

なかには、醤油、酢、化学調味料を入れただけで、発酵させていない漬物までありますす。ひどいのになると、着色料、香料、酸味料、保存料（ソルビン酸など）をふんだんに入れた漬物もあります。そもそも、発酵食品というのは、腐らないための工夫だったはずなのに、何ともおかしなことになっています。

味噌にしても醤油にしても、発酵が進むにつれて、自然の色がついていくのが発酵食品というものです。人工的に色をつけるのは、いかがなものかと思います。

そう考えると、少なくとも「保存料」と「着色料」の二つを使っている商品に対して、私は漬物と呼ぶことはできません。

デパートやスーパーによっては、ぬか床につけたまま、あるいは出したばかりのダイコンやキュウリを売っていますので、それを選んだほうが無難でしょう。もちろん、そういったぬか床には化学調味料が入っていることが多いものですが、食品添加物はそれほど多くはありません。

いずれにしても、漬物を食べる習慣はつけてもらいたい。漬物を食べればご飯が進むことは、経験でおわかりでしょう。そう、ご飯を進めるために作ってきたのが、漬物だったのです。漬物というものは、クリーンなエネルギー源であるご飯を進めるための「装置」なのです。

未熟な「緑茶」よりも成熟した「ばん茶」

最近では、食事中にジュースやスポーツ飲料、乳酸菌飲料などを飲む若い人が増えています。しかし、そうした清涼飲料水には、重量比にして約一〇パーセントの砂糖が含まれているということは、すでに書いたとおりです。

「私の飲んでいる飲料は、そんなに甘くないから大丈夫」と反論する人がいるかもしれません。しかし、そのままではすっぱくてとても飲めないような液体も、砂糖をどっさり入れることで中和され、さわやかな口当たりの飲み物に変わってしまうものです。

こうして、液体から大量の砂糖をとることによって、カロリー過剰でご飯が入らなくなったり、低血糖症が起きたりするわけです。

ですから、食事のときに飲むものは、砂糖が入っておらず、しかも食事の味を邪魔しないお茶がいちばんです。

では、どんなお茶がいいかといえば、私がおすすめするのは「ばん茶」です。緑茶が春に摘まれる、いわば「走り」のお茶であるのに対して、番茶または晩茶と書く「ばん茶」は、夏過ぎに摘まれる、いわば成熟したお茶だという点に違いがあります。

地域によって、番茶という名称は「番外茶」から転じて、品質の悪いお茶を示すことがありますが、ここではそういう意味ではありません。誤解を招くことのないように、あえてひらがなで書くことにしました。

そもそも、お茶という名詞に含まれる茶という色は緑茶の色でないことは、ご存じのとおり。ここからも、日本人がこれまで親しんできたお茶とは、緑茶ではなく「ばん茶」だったことがわかります。

緑茶というのは、成熟する前のミカンやイチゴが緑色をしているのと同じ理屈で、まだ未成熟な段階で、枝の先の葉を摘んで作ったものです。ですから、色が緑色で、味も渋いのです。だから、たくさんの量を飲めるものではありません。現に、お茶の先生は大量に抹茶や緑茶を飲むために、胸焼けをする人が多いのです。緑茶というのは、一枚一枚を摘むのですから、もともとは殿様しか飲めないものでした。それが、一般の人にも飲めるようになったことは喜ばしいことなのですが……。

あえてたとえれば、緑茶が一四歳の少年少女とすれば、玉露はまだ五、六歳の幼児。それに対して、ばん茶は二〇歳を過ぎた働き盛りの時期といったらいいでしょうか。

いずれにしても、緑茶は未成熟なために、刺激が強いのです。

ですから、病院では緑茶は出しませんし、赤ちゃんは飲もうとしません。病院で出るのも、赤ちゃんがごくごく飲めるのも、ばん茶なのです。

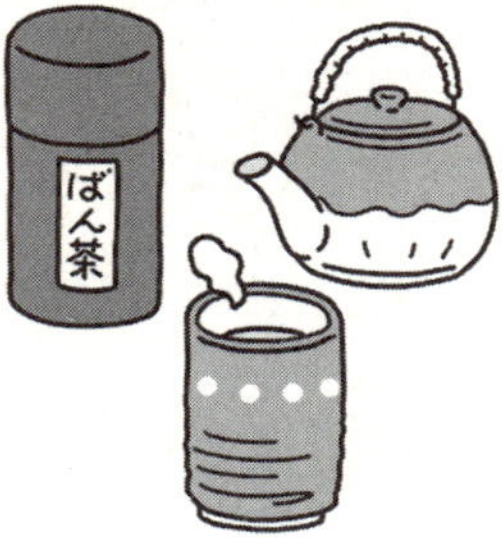

「ばん茶」は虫歯も予防する

もう一つ、ばん茶のいい点があります。

玉露には、タンニンやカフェインが大量に含まれていることが知られています。タンニンが多いから渋いのであり、だから、和菓子を食べながらでないと一般の人は飲みにくいのです。

緑茶になっても、タンニン、カフェインはまだ多いまま。ところが、夏を越して摘まれるばん茶は、色と香りがよくなるだけではなく、カフェインとタンニンがほとんどなくなっていきます。その一方で、フッ素が増えるのです。

昔は、食後にばん茶で口をゆすいでいる人をよく見かけましたが、あれは食べカスが歯に残らないという意味だけでなく、虫歯予防にもなっていたわけです。伝統の知恵というのは、本当に素晴らしいものだと思います。

ここでは、ばん茶の効用を書きましたが、もちろん緑茶を飲むなといっているのではありません。清涼飲料水や缶コーヒーを飲むよりは、砂糖の含まれていない緑茶を飲むほうが、はるかに健康にいいことは疑いようもありません。

基本食と常備食、食卓にこれだけあればいい

さて、ここまでの基本食（ご飯、みそ汁、漬物、お茶）によって、ある程度体に必要なものがとれるようになります。ただ、それだけではすべてをとれないために、おかず（副食）が必要になってくるわけです。

でも、ちょっと待ってください。おかずの前に考えなくてはならない副食がありま

す。それが、常備食なのです。

常備食というのは、一週間ぐらいおいておいても悪くならない食品のことです。具体的にいえば、佃煮、煮豆などのこと。これがあるからこそ、かつては子どもが一〇人いても、みんなきちんと食べることができたわけです。そうした生活の知恵が、現代の、とくに忙しい人、一人暮らしの人に役立つと私は感じています。

私は、日本中の常備食を調べたことがあるのですが、その素材は見事に野菜、海藻、豆、魚介類と多岐にわたっていました。極端なことをいえば、もうこれでおかずなど必要ありません。ご飯、みそ汁、漬物と常備食とで、エネルギー源と各種の栄養素がまかなわれてしまうのです。

たとえば、野菜の常備食としては、基本食と重複しますが漬物があります。

海藻を使った常備食には、焼き海苔や海苔の佃煮が挙げられます。とくに、焼き海苔はそのままテーブルに出せばいいのですから手間もいりません。忙しい人にもぜひ常備していただきたいものです。

豆を素材としたものには、煮豆があります。もちろん、自分で作ってもいいのですが、豆はアク抜きが必要になるために、かなり手間がかかってしまいます。惣菜屋やスーパーで買うのが無難でしょう。

本来、日本は豆の種類が多い国でしたが、現在では、豆というと大豆ばかりになっているのが残念でなりません。大豆も確かに優れた食品ではありますが、そのほかにも、インゲン豆、金時豆というように、たくさんの豆を食べれば、大豆にはないまた別の栄養素を補給することができるはずです。

魚介類を使った常備食は、佃煮が一般的でしょう。アミ、コウナゴ、エビ、アユ、シジミ、アサリなどがあります。こうして見ると、野菜、海藻、豆、魚介類と揃った日本の常備食は、実に強力なメンバーですね。

ところが、こうした常備食をとり上げて、「だから和食は塩分が多い」と批判する人たちがいます。このような誤った減塩運動が、和食が衰退した大きな原因となってしまいました。塩が嫌だといって向かった先は、油と砂糖まみれの欧米風食生活だったのです。

塩分が多いのは、日本の風土と深くかかわっています。日本というのは湿度が高く、昔から食中毒が多い国でした。その腐敗しやすいという性質を逆転させて、腐る前に発酵させたのが日本人の知恵なのです。そして、発酵には何が必要かというのと、そのキーワードは塩。アルコールの発酵以外は、ほとんどすべてが塩を必要としたのです。四方の海に囲まれた日本は、塩が無尽蔵にとれます。その塩によって、腐敗しようとするものを発酵させたわけです。

たとえば、ハクサイをおけに入れて水に浸けておいたら、いずれ腐ってしまいます。しかし、そこに塩を入れることによって、有用な微生物の繁殖をうながし、腐敗菌が増えるのを抑えてきたのです。その結果、日持ちがよくなり、栄養価も高まっておいしくなる——塩を調整することによって、このような素晴らしい結果を得ることができたのです。

しかも、海の水からとった本来の塩は、マグネシウムや亜鉛、鉄分などが含まれており、ほかの食品ではとりにくい微量栄養素を摂取できるという長所があります。

野菜は「旬」、魚は「安さ」で選ぶ

繰り返しますが、基本食と常備食で、体に必要なものは、ほとんどとることができます。しかし、それでは食事が単調になり飽きてしまうのも確かです。そこで、私たちはおかずをとることが必要となってきます。

おかずは、食事全体の重要度からいえば、いわば食生活の変化球といったところでしょう。基本食にプラスする副食として、常備食とおかずをとる方法があると考えればいいと思います。

ではまず、野菜から考えてみましょう。ここで大切なのは、野菜を選ぶこと自体よりも料理法を先に考えるということです。

好ましい野菜料理は、煮物、和え物、おひたし。しかし、くれぐれもその前に漬物を忘れないように。油を使う野菜炒めや生野菜サラダは、あまり多くなりすぎないように頭に入れておいてもらいたいものです。

そして野菜を選ぶときは、季節の野菜を重視します。いまや、何が季節の野菜なのかわからない人が増えてしまったので、念のため、おおざっぱに紹介してみましょう。

春は、セリ、ウド、フキ、ワラビ、ゼンマイ、タケノコ、菜の花のように、緑の濃いものか、アクの強いものが中心になります。刺激のあるものをとることによって、冬の眠ったような体を目覚めさせるのです。

夏には、ウリ、キュウリ、スイカ、冬瓜、トマトのように、汗を多くかく季節にぴったりな、水気の多い野菜が多くあります。生で食べたほうがおいしい野菜も多くあり、体を冷やすために、夏には生野菜を食べる意味があります。

秋はまさに食欲の季節。穀類、芋類などの炭水化物の多いもの。豆類などタンパク質の多いもの。そして、ギンナン、クルミ、ラッカセイなど脂質の多いものが採れます。それらは相対的にカロリーが高く、これらをとることによって、やがて来る冬に備えるわけです。

冬になると霜が降りるので、葉野菜の種類は少なくなります。必然的に、レンコン、ゴボウ、サトイモ、ダイコンといった根菜中心になります。ほかには、ネギやハクサイ。どれも温めておいしい野菜ばかりであることがわかります。

野菜料理については、いまだに「カロチンの多い野菜は油で炒めたほうが吸収がよくなる」とか「生野菜のほうがビタミンCを破壊しなくていい」という矛盾したことがいわれているのは不思議です。

野菜で重要なことは、何を食べるかではなくて、いま何が採れるかです。季節のものを中心にするということを、つねに念頭においてください。

お総菜を買うときにも、煮物、和え物、おひたしを中心にしたいものです。

豆類、種子類については、忙しい人でも手っとり早く食べられるのは、豆腐、納豆、厚揚げ、油揚げ、がんもどき、湯葉のような大豆を原料とした食品です。あとは、クルミ、ギンナン、ゴマといったところでしょうか。

常備食の項目でも触れましたが、日本にはもともと豆の種類が多いのですから、なるべくたくさんの豆を食べていただきたいと思います。

魚についても、野菜と同じく、選び方よりも料理法を先に考えます。刺身、焼き魚（干物を含む）、煮魚を中心にすると、調理に油を使わなくて済みます。油を使うフライはなるべく避けましょう。なかでも共働きの人、一人暮らしの人など忙しい人に向いているのは刺身でしょう。料理の必要もなく、パックを開けるだけで済みます。

魚の種類としては、安い魚を選んでおいたほうが無難です。たとえば、イワシ、サバ、アジといった青魚か、イカ、タコなどです。ハマチ、ヒラメ、フグといった高い魚になると、養殖で薬づけになっている可能性があります。安いものは養殖をしても元がとれませんから、天然ものの可能性が高いというわけです。

魚介類にも旬はあります。ただし、野菜などと違い、冷凍技術が発達してわかりにくくなってきています。野菜ほど、季節感を意識することは必要ないとは思いますが、旬を楽しむ意味で、おおまかに覚えておくのもいいでしょう。

春は、イワシ、ニシン、サワラ、アジ、カツオなど。夏は、タイ、マグロ、アユ、スズキ、シジミなど。秋は、サンマ、サケ、サバ、キスなど。冬は、タコ、カキ、タチウオなどが旬です。

小魚というと、最近では佃煮かしらす干しくらいしか見ませんが、これも食べておきたいものの一つです。

「間食」は〝心の栄養〟として欠かせない

間食については、栄養素をとるという視点で見ると、役割はほとんどゼロといっていいかもしれません。

ただし、大人の場合、基本食、副食（常備食）を食べても、一〇〇パーセント満たされるという人は、まずいないと思います。

なぜなら、ストレスに満ちた社会で生きている大人は、体だけでなく、心にも栄養が欲しいからです。

そして、それを与えるものとして、間食が存在するのです。心を満たす役割があるということで、病気を防ぐサポートをしてくれます。そう考えると、食事プラスアルファとして一割くらいの意味があるかもしれません。

では、実際にはどのような間食がいいのでしょうか。

間食にも、本来なら、そば、うどん、そうめん、ひやむぎをすすめたいところです。あるいは、おにぎり、せんべいもおすすめです。しかし、それが通じるのは、成長期の子どもか、よほど体を使っている人くらいでしょう。

甘いものに目のない人となると、それで我慢できるとは思えません。たまには、シュークリームやショートケーキを食べたいと思うはずです。それによって、精神的なストレスも解消されるのですから、一日一回程度なら、甘いお菓子か菓子パンを食べることもいいと思います。

間食としてお菓子を食べる場合、体への負担を考えれば、繰り返しになりますが、油脂類の多い洋菓子よりも、和菓子のほうが体に優しいといえます。

ただし、夜に甘いものを食べると、昼間に食べるときよりも、太りやすくなるだけでなく、体に負担がかかりますので注意してください。

夜食べる間食は、季節にもよりますが、くずきり、くずもち、水ようかんのような、水分が多めのもののほうが、糖分が少なくて消化もいいでしょう。同じ和菓子でも、大福となると、さすがに夜に食べるにはきつすぎます。

どうしても洋菓子が食べたいというのならば、やはり水分が多い、コーヒーゼリー、フルーツゼリーあたりがおすすめです。冷たいものならば、乳脂肪分の多いアイスクリームやソフトクリームよりも、シャーベットのような水っぽくて脂質の少ないものを選んだほうがいいでしょう。

忙しい人は、「みそ汁」だけ作ればいい

忙しい中、あまり外食はせず、自分で食事を作っている人——自炊派の方の場合は、野菜や魚を買ってきても、結局は余らして腐らせてしまうことがよくあります。

そんな自炊派の方の悩みを解消するアドバイスをしましょう。

それは、作るのは「ご飯とみそ汁だけにする」ということ。しかも、みそ汁は大鍋で作り、冷蔵庫に入れて保存しておくのです。

野菜を使わず中途半端にしておくと、冷蔵庫に入れても腐らせてしまうだけです。それならば、買ってきた分を全部大鍋に入れて、みそ汁を作りおきしてしまえばいいのです。これならば、野菜やキノコなどを、何種類も買ってきても心配がありません。

片っ端から刻んでみそ汁に入れ、けんちん汁のようにしてしまいます。あとは、毎食ごとに、小鍋にとり分けて温めて飲めばいいのです。

ご飯とこのみそ汁、あとは常備食を揃えておけば、前にも書いたように、エネルギーもビタミン、ミネラルもほとんどをまかなうことができます。

コツは、常備食を幅広く用意しておくこと。腐りにくいので、一人暮らしや共働きの家族にピッタリです。具体的にいうと、漬物は二種類用意するといいと思います。おすすめはぬか漬けですが、なければたくわんと野沢菜といった組み合わせでかまいません。

本来は野菜の煮物でも作りたいところですが、忙しい人はなかなかそうはいきません。そこで、一種類だけでなく、二種類の漬物を用意することによって、野菜の量を十分にしてしまおうというわけです。あとは、梅干し、焼き海苔、煮豆、小魚の佃煮などを用意しておけば文句はありません。

ご飯に関していえば、一人暮らしの人の自炊派におすすめなのが五分搗きです。五分搗きならば、白米に慣れた人でも違和感はありませんし、一人暮らしなので家族のことを気にせず、自分の意志で続けることができるからです。

みそ汁だけでなく、ご飯も多めに炊き、小分けして冷凍しておくという手もあります。こうすれば、朝の忙しい時間にも、レンジで冷凍ご飯を温めて、みそ汁を温め、常備食を冷蔵庫からとり出せば、用意完了。

もし、それでも余力があったときだけ、おかずを食べます。おかずの第一候補は刺身です。余力といっても、ただ買ってきてパックを開けるだけですから、手軽にできるはずです。もちろん、焼き魚にしてもかまいません。第二候補は、刺身よりもわずかに手間がかかる豆腐や納豆。第三候補が、やっかいな野菜の煮物、和え物、おひたし。

忙しくて買う暇がないときは、ご飯、みそ汁と常備食で十分です。それでも、エネルギーと栄養は十分にとれるので、心配はいりません。

「自然食レストラン」にありがちな落とし穴

一人暮らしの人、忙しい人には、食事のほとんどを外食で済ましているという人もいるでしょう。そういう人へのアドバイスは一つ、「外食」を「害食」にしてしまわないことです。外食で大切なのは、なるべくマイナスの食事にしないという心構え。外食でプラスの食事にしようと思うと、それは難しいものがあります。

とくに、健康意識の高い人には外食でプラスを目指そうとするあまり、勘違いをしてしまう人が少なくありません。

そのいい例が、自然食レストランでしょう。主食に玄米を食べて、健康的だと思っていても、よく見ると油だらけのおかずを食べていることがあります。そうすると、健康食どころか、まさに病気を招く不健康な食事そのもの。

自然食レストランは、多くの場合、菜食・ベジタリアン向けの店が多いのです。したがって、刺身や肉のしょうが焼き、焼き魚というのは、まずおいてありません。そこで何で胃を満足させようとしているのかといえば、天ぷらかフライしかないのです。

しかも、メニューには雑穀コロッケやグルテンを使った植物性タンパク質のハンバーグなど、一見ヘルシーに思えるものばかり。そんな中途半端なものを食べていては、体も心も満足できません。それくらいならば、週に一回、ドンとステーキやトンカツを食べたほうが、はるかに健康的です。

もちろん、油をほとんど使わない自然食レストランもあるかと思います。

ここで知って欲しいことは、自然食レストランが悪いという話ではなく、素材がよくない外食の店では、油を使うしかないという事実です。つまり、自然食レストランであれ、普通の定食屋であれ、油をどう避けてマイナスを減らすかが、外食派のポイントとなってくるわけです。

では、なぜ飲食店では油が多いのか。そのからくりは簡単です。

自宅で食事を作れば、経費は材料費だけ。二〇〇円のダイコンを買えば、二〇〇円の料理ができあがります。ところが、飲食店の場合は、材料費に人件費、光熱費、家賃を払ったうえで、利益を出さなくてはなりません。

つまり、二〇〇円の料理を作るためには、たとえば材料費を七〇円程度に抑えなくてはいけないのです。当然、自宅で食べるものよりも、素材の品質は落ちてしまいます。そこでどうしているかというと、素材のマズさを油でカバーするというわけです。

ですから、安い飲食店は、天ぷら、フライ、炒め物と油だらけ。それでもまだうまくならないときは、マヨネーズ、ケチャップ、ソースをプラス。ここまでくると大問題です。安い居酒屋のつまみは、ほとんどがこのオンパレードといってもいいすぎではありません。

もっとも、そんな中でも、白いご飯だけは、油や食品添加物がもっとも少ないメニューであることだけは覚えておいてください。

最近になって、高脂血症に悩む若い男性や子宮内膜症や卵巣嚢腫に悩む若い女性の相談を受けることが増えてきましたが、そんなとき、私がすぐに尋ねるのは、一人暮らしをして何年になるかということです。

一人暮らしのスタートは、油攻めのスタートでもあるからです。しかも、地方で高校か大学を出て東京に来たばかりですから、給料は安くて時間もない。そうなると、安いお弁当＝油まみれのお弁当を買うしかありません。

そこで男性は、フライなどで油をとりすぎてしまい、女性は、このままでは野菜が不足すると考えて、ドレッシングだらけの野菜サラダを買ってしまいます。さらに、健康に気をつけて、乳脂肪分のたっぷり含まれたヨーグルトを買う人もいます。

こうして、弱い人は三、四年で体に異常をきたしてしまいます。

もちろん、月に二、三回の楽しみならば、油たっぷりのフランス料理だろうが、中華料理だろうが、何を食べてもかまいません。大いに楽しむことも、病気にならない体を作るために大切な要素の一つです。しかし、毎日の食事は、食べるもの、食べる場所をよく選んでほしいのです。勤め人の方は、ぜひとも会社の近くに、きちんとした定食屋を一軒見つけておくことをおすすめします。

お弁当で迷ったら「寿司弁当」を選べ

外食派の人は、定食屋を利用するだけでなく、お弁当を食べることも多いと思います。その場合、安いお弁当は油だらけなので注意が必要です。

一般的に売られている四〇〇～五〇〇円程度のお弁当は、ほとんどがフライと天ぷら、そして素材の味がわからないほど、マヨネーズ、ケチャップ、ソースがついています。ですから、これは避けたほうが賢明です。

もちろん、京都で食べるような二〇〇〇円以上もする弁当ならば、揚げ物も少なく、素材もいいものが多いでしょう。しかし、これは金銭面で現実的ではありません。

そこで私がおすすめしたいのは二種類。一つは寿司弁当。もう一つは、峠の釜飯のように、天ぷらやフライなしで、野菜やしいたけなどの煮物が入っているお弁当です。

この二種類ならば、どう見てもそれほど油はありませんし、食品添加物が多少あったとしても、たかが知れています。そして、ご飯の量が多いというのがメリットです。

コンビニで買うならば、同じような理由で、海苔巻きやいなり寿司がいいでしょう。最近では、ばってら寿司や焼きサバ寿司を売っているのも見かけます。

いずれにしても、外食はマイナスを少なくすることが大切です。そして、そのマイナスのほとんどが油であることを頭に入れて、お弁当を選んでください。

外食派の方の夕食、夜食についても、一言触れておきましょう。夜遅くに食べはじめるときりがありませんので、なるべく夕方のうちに、ご飯をお腹に入れておくのがコツです。

それでも、何か食べないとお腹が減って眠れないというならば、そうめん、ひやむぎ、そば、うどんがいいでしょう。せんべい、甘栗、干し芋とお茶で満たされるのならば、それでもかまいません。

夜にアルコールを飲む人は話は簡単です。ご飯を食べずに、アルコールとつまみで済ませましょう。もちろん夜寝る前ですから、つまみは絶対に油のないもの。おすすめは、冷奴、枝豆、漬物、塩辛、もずく酢、焼きイカといったところでしょうか。夜遅くまでスーパーが営業していれば、刺身や酢の物を買ってくるのもいいでしょう。

子どもの顔を見て食事を作ってはいけない

最後に、小さい子を持つ方々へ、食事作りのアドバイスをしましょう。

結論からいえば、手抜きでいいということです。自分の食事だけでなく、子どものメニューも特別なものを作る必要はないというのが原則です。

たとえば、朝や昼ならば、残り物のご飯でかまいません。夕食にしても、運が悪かったら、子どものおかずはなくていいのです。

もし夕食が、菜の花の辛し和えとミョウガの酢漬けというように、子どもの嫌いな、アクの強いにおいの強い野菜ばかりならば、子どもはご飯にふりかけをかけて、あとはみそ汁を飲んで終わりにすればいいのです。

基本的に、自分が食べたいおかずを作ればいいわけで、子どもの機嫌を見て作る必要はまったくありません。それは子どもにとっても、結局は健康にいいのです。

健康のために野菜料理を作らなくてはという強迫観念にかられたり、子どもが欲しがるからといって無理やりハンバーグを作ったりすることは意味がありません。

そもそも、子どもは甘いものと脂が乗ったものが大好きです。そういった食品はカロリーが高いことを知っているだけでなく、カロリーが高いものをとらないと生きていけないことも本能的に知っています。

ですから何十年も前から、子どもの好きな食べ物は、ラーメン、焼きそば、カレー、お好み焼きなど、カロリーの高いものと相場が決まっています。

それでも、四〇年ほど前までは、好きだからといっても、なかなか食べられる環境にありませんでした。カップラーメンもレトルトカレーもなかった時代です。

しかし、いまでは油と砂糖の大洪水です。朝のパンからはじまって、パンに塗るバターやマーガリン、副食の目玉焼き、昼にはラーメン、スパゲッティ、夜にハンバーガー、カレーライス、焼きそば……。1章でも触れたように、このままでは一〇年以内に小児糖尿病は恐ろしい数に増えることでしょう。

いまや親の役割は、子どもが欲しがるものを食べさせるのではなく、どうブレーキをかけるのかに変わってしまったのです。

もちろん、たまにカレーライスや焼きそばを食べさせることは問題ありません。しかし、子どもの好きなようにさせていれば、とことん油と砂糖の食品を食べるようになるでしょう。その行き先はファーストフードです。ファーストフードでは、油と砂糖のないものなどほとんどありません。

野菜嫌いの子どもには野菜を無理して与えない

最近、ある料理番組で驚くべき発言を耳にしました。

「これだったら子どもさんもピーマン食べられますよ」

そういって、ピーマンのフライにマヨネーズをかけているのです！

お菓子と米の消費額の推移

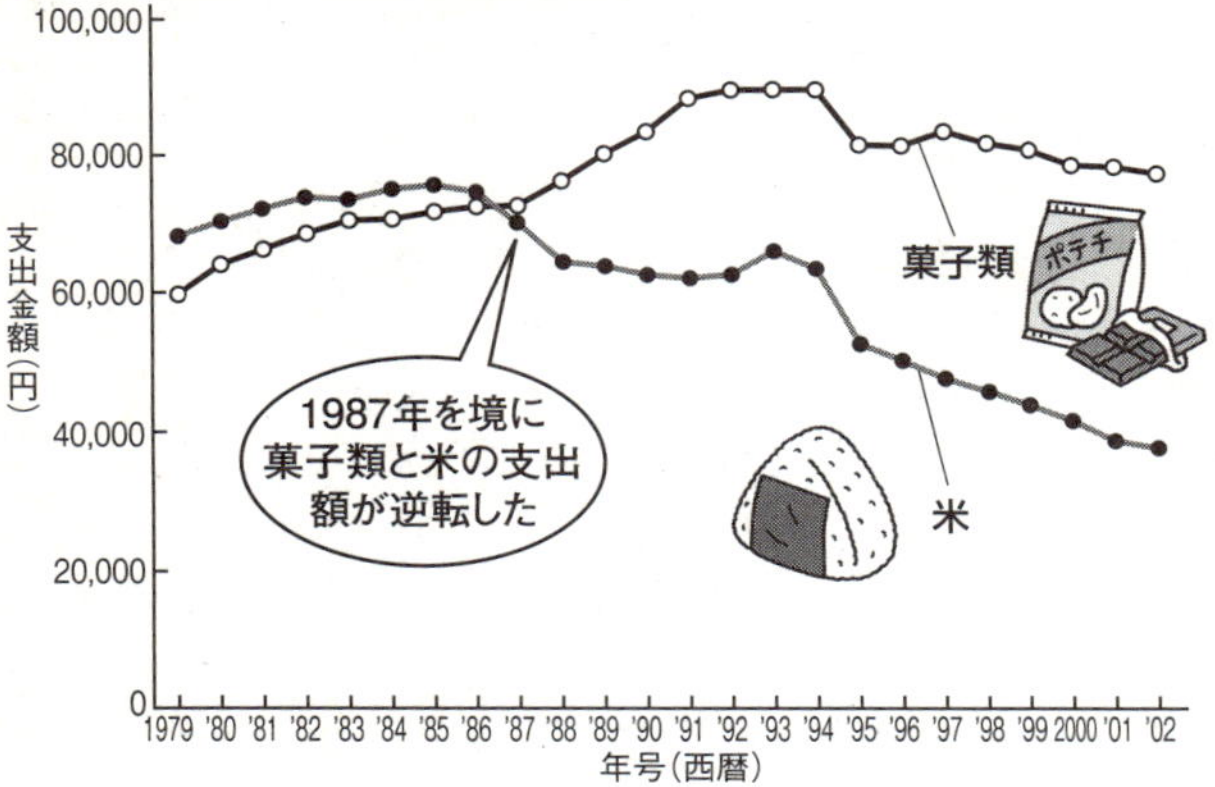

それはそうでしょう。子どもはカロリーの高いのが好きですし、マヨネーズの味ならばピーマンの味もごまかせるでしょう。

しかし、それでは本末転倒です。そうまでして、ピーマンを食べさせる必要はありません。ピーマンを揚げて食べさせるよりは、食べないほうがずっと健康にいいではないですか。

どうも、そのもとになっているのは、「子どもに野菜を食べさせなくては」という使命感と強迫観念でしょう。確かに野菜は大事ですが、二、三日野菜を食べなくても死ぬことはありませんし、ピーマンが嫌いでも病気になることはないのです。

そして、子どもにおもねった食事を作らないのは、子どものためだけでなく、家族のためでもあります。そもそも、子どもの好みに合わせて夕食を作ってしまうと、お父さんお母さんがまず病気になってしまうでしょう。

同じものを食べていれば、運動不足でストレスがあり、代謝も悪くなっているお父さんやお母さんのほうが先にダウンすることは間違いありません。

しかも、勤め人の方の場合、昼は外食というパターンが多いでしょう。昼間も油ものを食べて、夜は子どもが好きだからという理由でハンバーグ。これで朝がパン食ならば、まさに糖尿病一直線です。繰り返しますが、子どもに気をつかって食事を作る必要はありません。

それにしても、私が心配しているのは、これから親になる方たちのことです。というのも、一九八七年前後に生まれた人たちが、そろそろ結婚して子育てをはじめる時期がやってくるからです。

一九八七年というのは、お菓子の消費額が米の消費額を超えた年でした。たとえば、米を買うのに五〇〇〇円を使ったとしたら、お菓子に五五〇〇円を使う。主食よりお菓子のほうにお金をかけるようになった「画期的」な年だったのです。そうして、一日中油と砂糖まみれの食べ物で育った人たちが、二〇歳を迎えました。彼ら彼女たちが、自分の子どもにどういう食事を与えるのか、私は本当に心配でなりません。

5章

実証 私たち「粗食」で、肥満、冷え性、高脂血症…がこんなに改善しました!

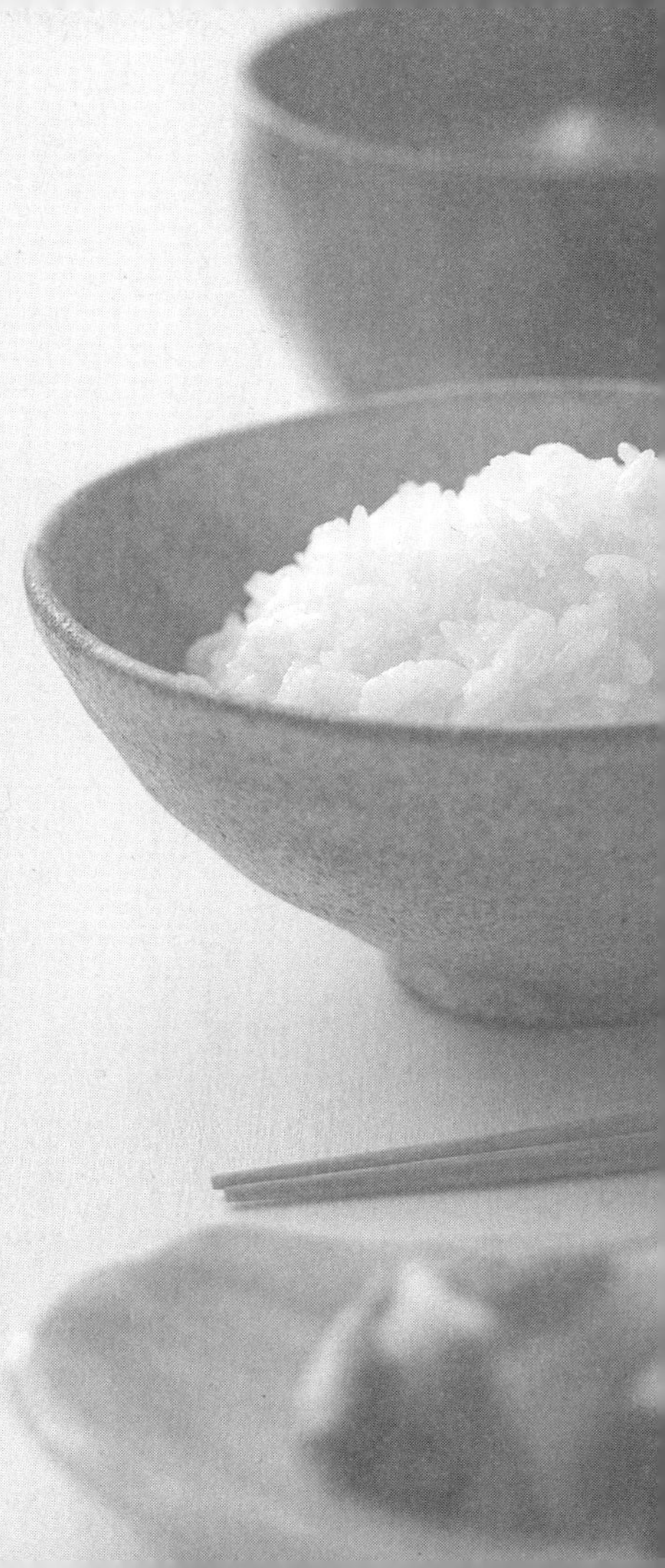

疲労感の強い、缶コーヒー依存症のサラリーマン

相談者 二五歳、独身、一人暮らし、営業職
症　状 極度の疲労感

入社三年目の会社員（営業）、一日中、自動車で外回りをしています。自炊はしていません。極度の疲労感で、会社に遅刻してしまうことがあるといいます。近くの診療所に行って検査をしても「異常はなし」と告げられています。そんなはずがないと考えて相談に来ました。本人は「外食が多いから仕方ないのでしょうね」といいます。

実際の食事を書いてもらうと、いい内容とは言えませんが、それほどひどくはありません。ただし、昼食と夕食の間があまりにも長いため、間食を聞いてみると「食べていません」とのこと。そこで「何か飲んでますか」と聞くと、毎日、二、三本の缶コーヒーを飲んでいます。一日全体では六、七本飲んでいます。しかも、飲むとすっきりするし、飲まないとボーッとすることがあるそうです。軽い低血糖症の可能性がありります。本人は間食はしていないと考えていましたが、実際は缶コーヒーで大量の砂糖をとっています。そのため、食事もきちんととれなくなっているのです。

指導前のある日の献立　Before

朝食　6：00
缶コーヒー　（家で）

8：00
缶コーヒー　（出勤してすぐ会社で）

昼食　12：00
ざるそば　（外食）

間食　14：00　15：00
缶コーヒー　缶コーヒー　（車中で移動中）

夕食　21：30
ラーメン、チャーハン、餃子　（外食）

間食　21：20
缶コーヒー

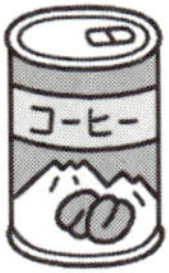

指導後のある日の献立　After

朝食　6：00
コーヒー　（缶コーヒーじゃない）

7：30
おにぎり、お茶　（コンビニで買って会社で食べる）

昼食　12：30
焼き魚定食（ご飯、みそ汁、漬物、鮭、マカロニサラダ）

間食　15：00
甘栗、お茶　（車中で）

17：20
バナナ、お茶

夕食　21：30
ざるそば　（外食）
コーヒー

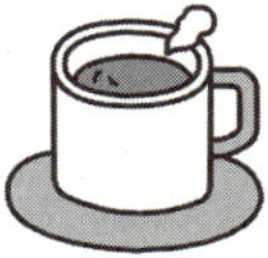

最大の問題は、昼食と夕食の間が長いことです。9時間以上も空腹でいることは難しいでしょう。そのため、手軽さと、飲み物もかねられることもあり、無意識に缶コーヒーを飲んでいました。ただし、液体でカロリーをとっても、腹持ちがよくありません。そのため、遅い夕食にも関わらず、ドカーンと高カロリーのものを食べることになります。当然、朝は食欲がありません。そこで再び、缶コーヒーを飲むという悪循環になっています。これでは、砂糖依存になってもおかしくありません。いつの間にか、飲まないと落ち着かなくなってしまっています。

そこで、昼食と夕食の間にいつでも食べられるように、車中に甘栗とバナナを置いてもらいました。空腹になったら、それらを食べるのです。その結果、遅い夕飯に高カロリーのものを欲しなくなりました。朝食も食べられるようになっています。昼もしっかりご飯を食べてもらい、遅い時間の夕飯は軽めにしてもらいました。三カ月後にお会いした際には、コーヒーは飲んでも缶コーヒーは飲まないでいられるようになり、疲労感もほとんどなく、会社に遅刻することもまったくなくなったとのことです。

夕飯が遅くなった時代。四時、五時にお菓子を食べている人は自覚がありますが、缶コーヒーを飲んでいる人は、無自覚に続けてしまい、やめられなくなっている例は少なくありません。

肌荒れに悩む夜型生活の営業職女性

相談者 二九歳、独身、両親・兄と同居、営業職
症　状 吹き出物、肌荒れ

仕事が忙しいということもあり、相談に来たときもお疲れの様子でした。肌荒れや吹き出物が目立っています。いつも胃がもたれている感じで、便も臭いといいます。

「朝起きたときに熟睡感がないんです。午前中はぼうっとしていることが多くて、なかなか仕事に身が入りません」

この方の場合、夜一〇時過ぎに食事をとっていて、しかもボリュームがあるというのが大きな問題点です。

油たっぷりのフライや肉を、夜寝る前に食べていては、内臓に負担がかかってしまいます。肌に影響が出てくるのは当然です。さらに、睡眠中も消化のために胃が働いているので熟睡ができず、翌朝になっても眠くてたまらないのです。こうした、「夜の油攻め」をどう解消するかがポイントとなってきます。

「でも、お腹が空いてしまって、どうしてもたっぷり食べてしまうんです」

どうやら、お父さんやお兄さんが夜七時ごろに食べたものと同じメニューを、彼女は夜一〇時過ぎに食べているようです。この方の場合、仕事を辞めるわけにはいきませんから、生活のリズムはそのままにして次のような食事を指導しました。

重視したのは、夕方五時ごろにとる食事です。ここでしっかりとデンプン質をとらないから、昼食から夜食までの時間が空いてしまい、夜にドカ食いをしてしまうのです。そこで、夕方五時に、ある程度ボリュームのあるものとして、海苔巻き、ちらし寿司、おにぎりといったものをとるようすすめました。

夜食のビール一缶は、仕事が終わったあとの楽しみとして、なくすわけにはいきません。カロリーのとりすぎは、油分のないおつまみで調整することにしました。そのために、冷蔵庫に手間のかからない、もずく酢、豆腐、塩辛などを常備してもらいました。

こうして、夜を軽くすれば、朝食にご飯を食べることができます。そうなると、昼は軽くなり、夕方にご飯が食べられる……といういい循環になっていくわけです。

食事を変えた結果、二週間で体重が一キロほど減少。また、油や肉を減らしたために、胃の調子もよくなり、便も臭くなくなってきたとのことです。次に会ったときには、だいぶ吹き出物も減っていました。

指導前のある日の献立　Before

朝食　6：00
ミカン

昼食　12：30
天ぷらうどん　（外食）

間食　17：20
クッキー、紅茶

夜食　22：30
ご飯、カキフライ（キャベツの千切り付）
豚肉しょうが焼き、ポテトサラダ、
ビール（缶ビール１本：350cc）

指導後のある日の献立　After

朝食　7：00
ご飯（半膳）、みそ汁、
焼き海苔、納豆

昼食　12：30
とろろそば　（外食）

間食　15：00
甘栗

夕食　17：00
海苔巻き、お茶　（営業帰りにコンビニで買って会社で食べる）

夜食　22：10
冷奴、もずく酢、ぬか漬け、
家族の夕食に出たサンマの干物（大根おろし）、
ビール（缶ビール１本）

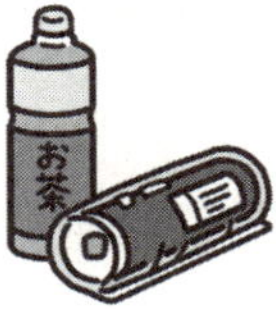

タバコをやめて一〇キロ増、生活習慣病予備軍の中年男性

相談者　五〇歳、妻と男子中学生との三人家族、一六五センチ、八五キロ
症　状　肥満、高血圧、高脂血症、糖尿病になりかけの状態

「先月の健康診断で、生活習慣病目前だと指摘されまして……。太っているのは自覚していたのですが、これ以上いくと糖尿病になる可能性が高いといわれて、さすがにこのままでは危ないと思いました」

典型的なサラリーマンといったこの男性は、体重が八五キロあり、かなりの肥満体型でした。家族にはいびきがうるさいと指摘され、どうやら朝の電車内でもいびきをかいて寝ていることがあるようです。

食生活の問題点は二つ。甘い物のとりすぎと夜遅くのドカ食いです。

甘い物のとりすぎは、タバコをやめたことが原因のようで、口寂しいために仕事中には飴をなめて、夜にはチョコレートを食べるのが日課になっていました。その結果、禁煙から半年で体重は一〇キロ増。

夜遅くのドカ食いは、奥さんがこれまでの習慣で作っていた、ビールに合い、食べ

指導前のある日の献立　Before

朝食　6：30
トースト、コーヒー

間食　午前中
飴玉

昼食　12：50
ご飯、みそ汁、たくあん、冷奴
イカフライ（キャベツの千切り付）

社員食堂で定食を食べる

間食　15：00
まんじゅう、お茶

夕食　22：00
ご飯、みそ汁、餃子、麻婆豆腐、野菜炒め
ビール大瓶１本

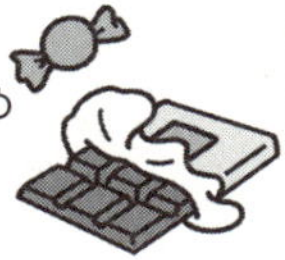

間食　23：00
チョコレート

指導後のある日の献立　After

朝食　6：00
ご飯、みそ汁
焼き海苔、納豆、メザシ、漬物

昼食　12：40
ご飯、みそ汁、たくあん
コロッケ（キャベツの千切り付）
キンピラゴボウ

社員食堂の定食

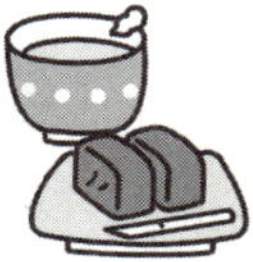

間食　15：10
水ようかん、お茶

夕食　22：00
枝豆、冷奴、イカの塩辛、マグロの刺身
もずく酢、野沢菜、たくあん、ビール大瓶１本

間食　22：30
チョコレート（１粒）

盛りのお子さんが喜ぶ油っぽいおかずを、一〇時ごろ食べていたのが原因です。夜にドカ食いをするものだから、朝は軽いものしか入りません。すると、昼には空腹になってドカ食い。そして、夕食の時間が遅くなってしまうため、やはり空腹になったところで夜にドカ食い（しかも、油だらけ）という食生活。これでは肥満にならないほうが不思議です。

改善の最大のポイントは夜食です。ビールをやめるのは無理でしょうから、奥さんにお願いしてつまみを油っこくないものに変えてもらいました。ご飯は抜いてもらいます。もともと大食漢のようですから、見た目を重視して、品数を多めにするといった工夫を奥さんにしていただきました。それも、冷蔵庫に常備しておけばいいものがほとんどで、手間がかかりません。

「いやあ、変わるもんですね。こんなに朝すっきりと目覚めたのは何年かぶりです。それに、朝、お腹が空くので、ご飯が食べられるようになりましたよ」

朝の通勤電車は、居眠りの時間から読書の時間に変わり、仕事のやる気も出てきたといいます。体重は三カ月で七九キロに減少。無理なく、ちょうどいい減り方です。

血糖値は半年で正常値になり、薬は必要ないと医者にいわれました。血圧も一六〇―八〇だったものが、半年で一二五―七五と、正常値になっています。

甘いもの大好き、ダイエットとリバウンドを繰り返す主婦

相談者 三八歳、夫と二人暮らし、パート、一五三センチ、七二キロ
症　状 肥満

肥満に悩んでいる方の相談です。かなりの肥満体であるだけでなく、血圧やコレステロール値も高めなので、体重を減らす必要があります。

本人は、いろいろなダイエット法を試してみたものの、どれもうまくいかなかったといいます。一時やせることはあっても、その都度リバウンドを起こして、もとに戻ってしまうのです。

「一年に二〇キロも減ってダイエットコンテストで準優勝したこともあるんですよ。でも、そのあとで二二キロ増えてしまいました。実は先日、同じコンテストで入賞した仲間と久しぶりに会ったんですけどね、一人残らずもとに戻っていて、みんなで大笑い」

急激なダイエットというのは、リバウンドがつきものと考えていいでしょう。これは、カロリーを減らしたことで、脳が「もう二度と飢餓に苦しまないようにしたい」

と判断してしまうためです。飢えを避けようとして、カロリーの高いものを求めがちになり、結局以前よりも太ってしまうのです。

さて、この人の食事ですが、問題点は二つあります。それは、パン食が多いことと、砂糖をとりすぎていることです。

「これ以上太るのが心配で、ご飯はあまり食べないんです」とのことですが、これは大きな間違いです。

そもそも人間には炭水化物を求める欲求があるので、ご飯を減らせば、どうしてもどこかで砂糖や果糖などをとってしまいます。このとりすぎが肥満のもととなっているわけです。

クッキーやチョコレートは、さすがに「甘いものを食べている」という自覚があるようですが、問題は無自覚のうちにとっている大量の砂糖。クロワッサンやサンドイッチなどのパンに含まれる砂糖です。

その結果、本人は甘いものを三回しか食べていないつもりでも（それでも十分に多いのですが）、実は日に五回（果物でとる果糖を含めれば六回）も砂糖をとっていることになるのです。

これだけ砂糖が多いと、一気にゼロにするのは無理と考えました。そこで、「甘い

指導前のある日の献立　Before

朝食　6：50
クロワッサン、サラダ（ノンオイルドレッシング）、冷やしトマト

間食　10：00
クッキー

昼食　12：00
サンドイッチ、紅茶　（コンビニで買う）

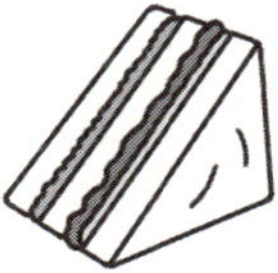

間食　15：30
プリン、お茶

夕食　18：10
ご飯、みそ汁、マグロの刺身、
菜の花の辛し和え、キンピラゴボウ、リンゴ

夜食　21：30
チョコレート（板チョコ１枚）

指導後のある日の献立　After

朝食　6：40
ご飯（玄米）、ゴマ塩、みそ汁、
アミの佃煮、焼き海苔、たくあん

昼食　12：00
ざるそば　（パート先で出前を頼む）

間食　15：30
まんじゅう、お茶

夕食　18：10
ご飯（玄米）、みそ汁、
サバの塩焼き、ウドの酢味噌和え、
梅干し

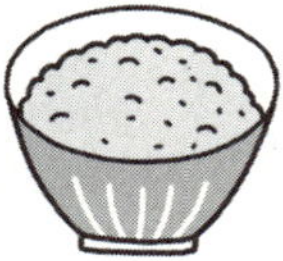

夜食　21：30
チョコレート（高級なものを１粒）

ものは間食に限る」という方針をたててアドバイス。つまり、朝昼晩の食事で、無意識のうちに砂糖をとらないようにというわけです。

また、同じ甘いものでも、洋菓子ではなく、カロリーが約半分の和菓子をすすめました。チョコレートにもひと工夫。これまでは一日に板チョコ一枚も食べていたのですが、これを高級なものにして、量を減らしたのです。これならば、量が少なくても、満足感はあるでしょう。

食事は、パン食をやめて一日二回玄米。旦那さんは白米のままで、奥さんだけ玄米ということにしてもらいました。玄米にすれば、しっかりと噛む必要があり、大量に食べることができません。しかも、腹持ちがいいので、ゆるやかな減量にはもってこいです。

実際に、朝玄米にしたところ、パート先で空腹感を覚えることがなくなり、クッキーを食べなくても済むようになったといいます。その結果、一カ月後に体重がやや減少。三カ月後には六八キロまで落ちました。

徐々に体重を落としたため、いまのところリバウンドもないということです。血圧やコレステロール値もまずまず良好になりました。

子宮筋腫で手術寸前だった一人暮らしの女性

相談者 三四歳、独身、一人暮らし、自炊が多い、経理・事務職
症 状 子宮筋腫、冷え性、便秘、生理不順、貧血

最近は、子宮筋腫や卵巣嚢腫で悩む若い女性が増えています。4章でも触れましたが、そうした女性から相談を受けた場合、私はまず「一人暮らしをして何年になるか」という質問をします。一人暮らしのスタートは、油攻めの食事のスタートだからです。

この方の場合、地方から出てきて一〇年あまり。かなり以前から、冷え性、便秘に悩まされ、二、三年前から、生理不順や貧血の症状も出てきたといいます。

「心配で病院で診てもらったら、子宮筋腫だといわれました。もしかすると手術をしなければならないというんですが、なんとか手術をしないで済む方法はありませんか」と、暗い表情で訴えます。

こういう方からの相談が、本当に増えてきました。医師の中には、簡単に手術をしてしまう人がいますが、食事を変えることによって症状が改善する人も少なくあり

ません。

そして、この方の食事もまた、典型的な「油のとりすぎ」です。おそらく、実家で家族と一緒に食事をしていたときはそんなことはなかったのでしょう。ところが、都会で一人暮らしをはじめるとともに、油まみれの食事になってしまったのです。

いままで説明してきたように、油のとりすぎは女性ホルモンの分泌過剰を招き、婦人科系の病気を起こしやすい状態にしてしまいます。

カツ丼やラーメンのように、一目で油分の多いものは避ける人は多くても、パン、パスタ、サラダが油ばかりになっていることに無自覚な人は多いのです。しかし、「塵も積もれば山となる」という言葉どおり、一回分は少しであっても、毎日少しずつ食べることによって、着実に摂取量は増えていきます。

この方の場合、病気をした後に玄米食を続けているといいますが、一回に半膳程度では、あまり意味がありません。

アドバイスのポイントは、和食を中心にすることで油を減らすことでした。なかでも朝食を和食にするのは、一人暮らしの人にとって、時間がかかって面倒に思われるかもしれません。しかし、前夜の食事で、ご飯とみそ汁を多めに作っておけばいいのです。

指導前のある日の献立　Before

朝食　6：50
食パン（マーガリン）、サラダ（ドレッシング付）、
牛乳、みかん

昼食　12：30
イカ・めんたいこスパゲッティ、（外食）
サラダ（ドレッシング）、スープ

間食　15：00
クッキー

夕食　20：00
ご飯（玄米・雑炊、1/2膳）、（自炊）
みそ汁、野菜炒め、目玉焼き

夜食　21：00
りんご、みかん

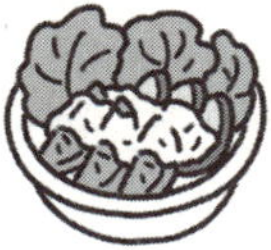

指導後のある日の献立　After

朝食　6：40
味噌おじや（昨夜の夕食の残り）、
梅干し、焼き海苔、アミの佃煮、
煮豆（黒豆）、ぬか漬け
（梅干し以下は、スーパーの市販品）

昼食　12：30
とろろうどん

間食　15：00
焼き芋（パック）、お茶（コンビニで買う）

夕食　20：00
ご飯（胚芽米・雑穀入りを1膳）、みそ汁、
イカの刺身、里芋とタコの煮物、
ぬか漬け、焼き海苔、梅干し、
小女子の佃煮
（おかずはスーパーのお総菜と常備食）

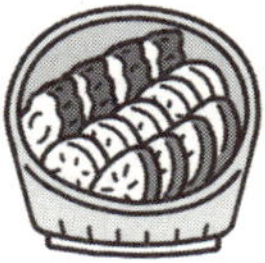

朝食は、夜の残りのご飯とみそ汁で作った「味噌おじや」ならば、サラサラとのどを通ります。これに、佃煮や漬物といった市販品の常備食を揃えておけば、自炊の人でも手間がかからず五分で準備ができるはずです。

夜のおかずは、短い時間ですべて自炊しようとすると、どうしても油入りのものになりがちです。そこで、市販の惣菜のうち、油の少ないものを購入するようにすすめました。また、朝食と同様に、常備食をうまく利用してもらいました。

また、この方は、玄米にしていたため量が食べられず、夜に空腹となる原因になっていました。そこで、食べやすい胚芽米にして、ご飯の量を増やすように工夫しました。

「二週間くらい続けたところで、寝起きがすっきりしてきて、朝があまり疲れなくなりました。一カ月後には不正出血も減ってきました」

明るい声で、こう報告してくれました。半年たったいまでは生理痛もやわらぎ、いまのところ手術をしなくて済んでいます。

診療所で漢方薬を処方してもらっているとのことなので、すべてが食事によって変わったわけではないかもしれません。でも、以前のように油とりすぎの食事のままでいたら、漢方薬も効かなかっただろうと思われます。

更年期障害に悩みつつも、毎日の晩酌は欠かせない主婦

相談者 四三歳、夫と子ども（中学生）との三人暮らし、専業主婦
症　状 顔のほてり、慢性的な疲労感、うつ症状

「朝起きると、体中がずっしりと重い感じで、何をする気にもなれないんです。そのせいか、いらいらして、よく家族にやつあたりをしてしまいます。更年期障害らしいのですが、このまま治らないんでしょうか」

顔を見ると、顔全体がほてっている感じで、やはり更年期障害であることは間違いないようです。ただ、この方は四三歳ということで、かなり早い年齢で、しかも激しい状態で更年期障害が現れてしまいました。

そもそも女性は、閉経の前になると女性ホルモンの分泌が減ってきます。それとともに、肌や髪のつやが衰え、精神的にも変化が表れてきます。これが穏やかにいけばいいのですが、急激に変わると、激しい更年期障害となってしまうのです。

最近では、男女を問わず激しい更年期障害の人が目立ちます。とくに、男性の場合にはアルコールをとりすぎる人、女性の場合には油の多い食事を長年とってきた人

に多いようです。

やはり、この方の場合も、食事は油分が多いものばかり。カタカナ主食が多いだけでなく、ご飯をほとんど食べていないことがわかりました。夕飯はご飯をとらずに、ビール大瓶二本と油分の多いおつまみというパターンの連続です。

いうまでもなく、更年期障害の原因を食事だけで説明するのは無理がありますが、ここまで偏っていると、かなりの影響があるといっていいと思います。

この食生活を一気に直すと、かえって問題が起きる恐れがありますので、なるべく無理のない範囲で、油を減らす方法をアドバイスすることにしました。

朝はどうしても疲労感が強くて食事の用意が大変だというので、パン食は続けてもらうことにしました。それでも、カフェオレはコーヒーに変更、少しでも油分を減らします。

昼食でご飯を食べられるよう、副食は少なめに、できればとらないように努力してもらいました。

昼は、手軽さを優先して、とくにちらし寿司を推薦しました。まぜる材料は、前もってたっぷりと煮ておき、冷蔵庫に保存しておけば、ご飯を用意するだけで済むので便利です。朝食をパンにする代わりに、ここでご飯を確実にとってもらうようにし

指導前のある日の献立　Before

朝食　7：00
食パン（バター）、ポテトサラダ、
カフェオレ

昼食　11：50
インスタントラーメン（ホウレン草と卵を入れて）

間食　15：00
チョコレート、紅茶

夕食　19：00
みそ汁、鳥のから揚げ、コロッケ、
わかめの酢の物、
ビール（大瓶２本）

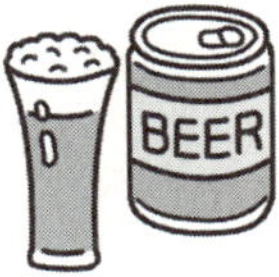

指導後のある日の献立　After

朝食　7：00
食パン（バター）、コーヒー

昼食　11：50
ちらし寿司
（ニンジン、シイタケ、油揚げなどを甘酸っぱく煮て
作りおきしていたものをご飯にまぜ、ミョウガ、大葉、
海苔、白ゴマ、鮭フレークをのせて食べる）

間食　15：00
せんべい、お茶

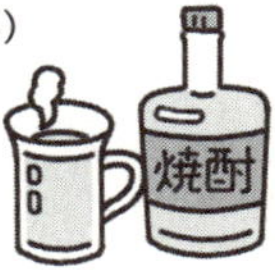

夕食　19：00
ご飯（白米１膳）、みそ汁、
ホウレン草のおひたし、豚肉のしょうが焼き、
イカとワカメの酢の物、ビール（大瓶１本）、
焼酎お湯割り（１杯）

たわけです。

夜はビールのつまみに注意してもらいました。ビールのつまみを自分で作ろうとすると、油分が多くなりがちです。そこで、フライパンを使った料理は一品に抑えてもらい、それを旦那さんや子どもさんのおかずと兼ねてもらうことにしました。それ以外は、油のないおかずを作ってもらいます。

また、ビールの本数も、できれば大瓶一本に減らして、ご飯を一膳食べることをすすめました。もし、アルコールが足りないと感じれば、焼酎のお湯割を飲んでもらうことにしました。そうすると、あっさりしたおつまみが合うからです。

一カ月ほど続けているところで、報告がありました。

「やはり、更年期障害の症状は簡単には治りませんね。でも、確かに疲労感が減ってきました。少なくとも、これ以上悪化はしないだろうと思うと、気分的にとても楽な感じです」

乳がん手術後の疲労感に悩む、安全な食品好きの女性

相談者 三七歳、夫と二人暮らし、専業主婦
症　状 婦人科系疾患

二年前、三五歳で乳がんの手術をして、現在は自宅療養中の女性です。

「食事には人一倍気をつけるようになりました。再発が心配ですから。乳がんは、食事が大きな原因だと聞いていますから、なるべく無農薬、無添加、自然食を心がけています」

ところが、なかなか体力も回復せず、慢性的な疲労感に悩んでいるとのこと。コレステロール値が高く、便の色が黒いのも気になって、相談にやってきたわけです。

乳がん患者は都会に多い傾向があり、三〇代から増えはじめ、四〇歳前後がピークとなっています。数多くの患者さんの相談を受けましたが、その経験をもとにすれば、乳がんは食事が最大の原因であるだろうと思っています。

この女性もさまざまな健康情報を耳にして、乳がんと食事の関係を知ったようです。

しかし、そこで勘違いしてしまったのは、「食生活」ではなく「食品」を見直すこ

と に向かってしまったことでした。食品の安全については、無農薬、無添加、自然食と徹底されていましたが、食事自体はまるで変わっていませんでした。砂糖や油をたっぷり使った洋食や洋菓子ばかり食べていては、改善しないのは当然です。

そこで、この方には、朝をご飯に固定するようにアドバイスしました。そうすれば、夕食はまずご飯食とのことですので、これで一日二回のご飯食が確保できます。そうすれば、たまに友人から誘われてパスタやピザを食べても、それを一日一回に抑えることができます。朝のパンも週に一回くらいはいいでしょう。

玄米は量が食べられないので、五分搗きをすすめました。これならば、旦那さんもいっしょに食べることができます。がんのような病気の再発を防ぐには、夫婦の精神的なつながりもまた大切です。健康情報に詳しい方には、自分の考えに固執する人が多く、なかなか説得するのに骨が折れますが、いったん理屈を納得してもらえば、きちんとやり遂げるという長所があります。この人も、まさにそんな一人でした。

とくに、たった三日で黒かった便の色が黄色っぽく変わり、臭いも減少したのには驚いたようです。一カ月もすると疲労感が目に見えて減り、検査では血中のコレステロール値が正常値に戻ったそうです。幸いにもいまのところ、乳がんは再発せずに過ごされています。

指導前のある日の献立　Before

朝食　7：00
食パン（天然酵母、国産小麦）、
マーガリン（無添加）、
牛乳（低温殺菌）、サラダ（無農薬野菜を使って）

昼食　12：00
ピザ（肉を使わない野菜メインのもの）、
サラダ、ハーブティー

自然食レストランで友人と外食

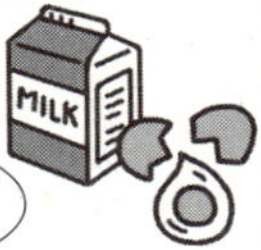

間食　15：00
無添加クッキー、紅茶

夕食　19：00
ご飯（玄米）、小アジのマリネ、
クリームシチュー、スクランブルエッグ

野菜、牛乳、卵すべて、無添加などにこだわったもの

指導後のある日の献立　After

朝食　7：00
ご飯（五分搗き米）、みそ汁、
ぬか漬け、焼き海苔、納豆

昼食　12：00
きつねそば

間食　15：00
くずもち

夕食　19：00
ご飯（五分搗き米）、みそ汁、しめサバ、
野菜の煮物（里芋、ニンジン、シイタケなど）、
小松菜のゴマ和え

野菜などの素材は従来のもので

いくらご飯を食べても太れない胃弱体質のOL

相談者　二五歳、親と同居、派遣社員、一五八センチ、三八キロ
症　状　胃弱、下痢気味、低血圧、貧血気味、風邪をひきやすい、生理不順

世の中には、肥満に悩む女性ばかりがクローズアップされていますが、「やせ」に悩む女性もそれに劣らず数多く存在します。

「風邪をよくひくし、低血圧でぼんやりしていることが多いし、やせていてちっともいいことはありません。たくさん食べても、すぐに下痢をしてしまって、全然太れないんです」

太れないのは、胃腸が弱く、栄養分をうまく消化吸収できないのが主な原因です。こういう方は、食べる量を増やしたり、濃厚な食事を食べたりしても効果はありません。むしろ、胃への負担が重くなり、下痢をしてしまうという悪循環に陥ってしまいます。これは、胃がんや胃潰瘍の手術で胃を切った人にも通じる問題です。

指導前の食事を見ると、内容自体にはまったく問題はありません。どこがいけないのかというと、胃が丈夫な家族と同じように食事をしているという点です。つまり、胃

指導前のある日の献立　Before

朝食　6：40
ご飯、みそ汁、ぬか漬け、焼き海苔、コロッケ

昼食　12：30
ご飯、焼き鮭、卵焼き、
梅干し、焼き海苔、
ホウレン草のゴマ和え、
豚肉のしょうが焼き

自分で作ったお弁当

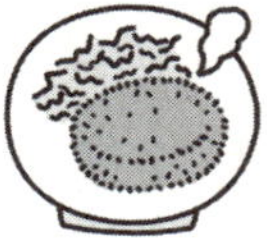

間食　15：30
クッキー

夕食　19：00
ご飯、みそ汁、メンチカツ（キャベツの千切り付）、
肉じゃが、こんにゃくピリ辛煮

指導後のある日の献立　After

朝食　6：40
ご飯（七分搗き米）、みそ汁、焼き海苔、
ぬか漬け、納豆

間食　10：00
バナナ

昼食　12：40
ご飯（七分搗き米）、梅干し、
カジキの照り焼き、煮豆、インゲンのゴマ和え

自分で作ったお弁当

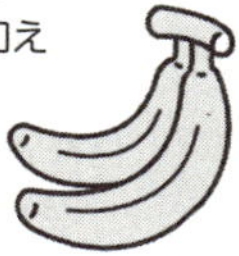

間食　15：00
くずもち

夕食　19：00
ご飯（七分搗き米）、みそ汁、アジの干物、
ふろふき大根、昆布とシイタケの煮物、冷奴

夜食　21：00
おせんべい

が丈夫な人は、一日三食できちんと消化吸収できるのですが、それができないのです。

そこで、私は一回の食事の量を減らし、その分だけ回数を増やすことをアドバイスしました。とくに、間食に工夫をこらしてみました。

それまでは、なんとか体重を増やそうと、朝に重いものを食べていたようですが、それをやめて、あっさりとしたメニューに変更。その代わり、一〇時ごろに会社でバナナなどを食べてもらいます。大半の果物は、水分が多くて体を冷やすのですが、バナナならばデンプン質が多く、水分が少ないので、この方にも適しているからです。

昼飯もあっさりとしたものを食べてもらい、その代わり三時ごろにおやつ。それも洋菓子ではなく、さっぱりとした水分の多い和菓子、くず餅、水ようかんなどをすすめました。夜も、九時ごろに消化のいい間食として、たとえばせんべいを食べるように指導しました。ご飯は、朝昼晩とも七分搗きを推薦。吸収力が弱い方なので、少しでも微量栄養素を補給しようというわけです。これならば、ほとんど白米に近いので消化にも問題はありません。食感も白米と同様なので、家族の方も食べられます。

一週間もすると、下痢もなくなり、胃の重さが感じられなくなってきたといいます。

一カ月後には体重が四〇キロになりました。低血圧や貧血気味といった症状は、すぐにはなくなりませんが、こうした食事を続けていけば徐々に改善していくでしょう。

無気力に悩む、元スポーツマンの男性

相談者 三五歳、独身、一人暮らし、自炊はしない、都心住まい
症　状 無気力、疲労倦怠感、集中力がない

いかにもスポーツマンタイプのがっしりした体型のサラリーマンが、相談にやってきました。聞くと、疲労感が激しく、会社も休みがちだといいます。

「前はバリバリ仕事をしていたんですけど、いつのまにか無気力になってしまいました。仕事でちょっとつまずいてからというもの、急に症状がひどくなったんです」

やはり、学生時代はスポーツをやっていたそうで、そのときからカロリーの高い食事が好きだったといいます。いわゆる「スポーツ胃袋」です。就職してからはスポーツをやっていないにもかかわらず、食べているものはやはりすさまじく油の多いものが中心。こういう方はよくいます。

夜はつきあいで外食が多く、油分の多い食事ばかり。外食をしないときでも、デリバリーのピザなどを頼みがちだといいます。

油分の多いものを遅い時間に食べているので、胃腸に大きな負担がかかります。そ

のため、朝は目覚めが悪く、午前中はぼんやりしてしまうのでしょう。そうした食生活を送っているところに、仕事で精神的なプレッシャーがかかり、無気力、疲労感といった症状が出てしまったと考えられます。

アドバイスのポイントは、外食というライフスタイルを変えられないなかで、油をどうやって減らすかということです。ただし、夜は仕事の関係上、大きく変えるのが難しそうです。そこで、注文する品を、油が少なめのものにするといった程度のアドバイスをしました。

その代わり、朝と昼の油を減らすことを考えます。

いちばん楽なのは朝。朝はつきあいがありませんので、ここでとにかく油のないものにしてもらいました。同じコンビニで買うにしても、おにぎりとお茶だけ。これを会社で食べます。

昼食は一人で食べることが多いようですが、勤務先が都心なのでたくさんのお店があり、いい定食屋もあるはずです。もちろん、定食の中でも、フライやしょうが焼きといったものはなるべく避けて、刺身定食のような油の少ないものを中心にします。

こうしておけば、たとえ夜が仕事の打ち合わせを兼ねた飲み食いになっても、朝と昼である程度カバーできます。ふだんの飲み物も、ジュースや缶コーヒーを避けて、

指導前のある日の献立　Before

朝食　6：30
ツナと卵のサンドイッチ、タラコのおにぎり、
オレンジジュース、コーヒー

（コンビニで買ったもの）

昼食　13：00
ご飯、トンカツ、とん汁、漬物

（定食屋で食べる）

間食　15：00～17：00
缶コーヒー2本

夕食　20：00
生ハムのサラダ、ピザマルガリータ、
アンチョビとキャベツのペペロンチーノ、
ゴルゴンゾーラチーズのリゾット、
赤ワイン1/2本

（イタリアンレストランで食べる）

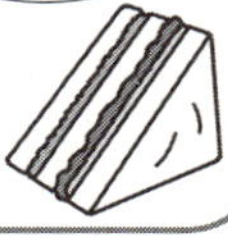

指導後のある日の献立　After

朝食　8：30
おにぎり、お茶

（通勤途中に買って会社で食べる）

昼食　13：00
ご飯、みそ汁、
マグロとイカの刺身、
ひじきの煮物、柴漬け

（定食屋のままで油を減らす）

夕食　20：00
ウナギのキモ焼き、
ウナ重、お吸い物、漬物、
ビール

（外食のままで油を減らす）

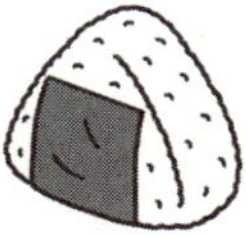

お茶にしてもらいました。

一カ月くらいでは目に見えた効果はありませんでしたが、三カ月ぐらいたつと、寝起きがずいぶんよくなったといいます。

「仕事が終わって帰ってくると、どっと疲れが出るのは変わりませんが、以前とくらべて、疲労感の質が全然違ってきました」

いまのところ、会社を休むことなく通勤しているとのことです。

〈本書は二〇〇六年に『「バランスのいい食事」が老化の原因だった！』として
小社より四六判で刊行されたものを改題・加筆修正したものです。〉

青春文庫

「粗食《そしょく》」が
病気《びょうき》にならない体《からだ》をつくる！

2010年 2 月20日　第 1 刷
2011年10月10日　第 3 刷

著　者　幕《まく》内《うち》秀《ひで》夫《お》

発行者　小澤源太郎

責任編集　株式会社プライム涌光

発行所　株式会社青春出版社

〒162-0056　東京都新宿区若松町 12-1
電話 03-3203-2850（編集部）
03-3207-1916（営業部）

振替番号　00190-7-98602

印刷／大日本印刷
製本／フォーネット社

ISBN 978-4-413-09456-6

©Hideo Makuuchi 2010 Printed in Japan

本書の内容の一部あるいは全部を無断で複写（コピー）することは
著作権法上認められている場合を除き、禁じられています。

ほんとうのあなたに出逢う ◆ 青春文庫

思わずニヤリとする言葉
本質を見抜く名言集
晴山陽一
愛とは、お金とは、幸福とは…どんな人生論よりこの一冊！
638円 (SE-435)

仕事の9割は「アポ」で決まる！
中島孝志
「しつこい」と嫌われるか、「熱心」と感心されるか… 伝説の営業マンが教える業績アップのトーク術
619円 (SE-436)

カンタンだけど意外と知らない「やる気」のツボ
浜口直太
たったこれだけで、仕事がどんどん面白くなる——結果を出す人が必ずやっている6つのこと
619円 (SE-437)

すべてのはじまり、すべての終わり——
エヴァンゲリオンの謎
特務機関調査プロジェクトチーム
秘められた真実、求める心、人の造りしもの、言葉の裏側——再構築〈リビルド〉された物語の原点を読み解く
543円 (SE-438)

脳がワクワクする「理系」ドリル

ちょっと頭をひねって、科学に挑戦しよう！　あなたの理系脳を育てる本

半田利弘

629円

(SE-439)

藤原美智子のきれいをつくる秘密

きちんと知っておきたい、美しさの基本とコツ

立体感を生み出すファンデーションの部分テク…他、いつも持っていたい、メイクアップ・バイブル！

藤原美智子

638円

(SE-440)

人づきあいの極意 いい関係が生まれる79のヒント

「なぜかウマがあう」と感じる人がどんどん増えていく！　人間関係のストレスが解消する一冊

斎藤茂太

600円

(SE-441)

世界で一番おもしろい「経済地図」

経済の歴史は「繰り返し」だった！　マルクス・BRICS・世界金融危機…日本と世界の「これから」が見える！

ワールド・リサーチ・ネット［編］

571円

(SE-442)

日本史の意外な顚末
あの人の裏と表
まさか、そんな素顔があったとは！
歴史の面白さが一変する醍醐味満載の一冊
三浦竜
581円
(SE-443)

これだけは知っておきたい！
お金の「常識力」
今読むだけで、1年後の生活が変わります！——目からウロコのお金の「考え方」「使い方」「貯め方」マニュアル
マネー・リサーチ・クラブ［編］
524円
(SE-444)

心が○《ま～る》くなる50のメッセージ
あなたが、あなたらしくあるために
頑張って生きるより、正しく生きるより、ラクに生きてみよう
1ページごとに心が優しくなる本
菅野泰蔵
600円
(SE-445)

地図でわかる世界史
歴史を動かした「都市」の地図帳
エルサレム、バリ、香港…「世界の歴史」がまるごとつかめる一冊！
歴史の謎研究会［編］
619円
(SE-446)

ほんとうのあなたに出逢う ◆ 青春文庫

ニューヨークで見つけた気持ちのいい生活

「好きだな」「素敵だな」からはじまる私スタイルの見つけ方

渡辺 葉

648円
(SE-447)

老けない人の免疫力

免疫に一番いい食べ方、気持ちの持ち方など、身体が喜ぶヒントを世界的免疫学者が公開。

安保 徹

600円
(SE-448)

アメリカ視力眼科の実証

「脳の疲れ」をとれば視力はよくなる！

たった1週間で、メガネなしでハッキリ見える！「脳内視力」をアップするパソコン時代の新視力回復法

中川和宏

571円
(SE-449)

この一冊で

神社と神様がスッキリわかる！

神社の参拝の仕方から「八百万」の神様の素顔まで、知っていると幸せになる日本一やさしい神道入門！

三橋 健

619円
(SE-450)

ほんとうのあなたに出逢う ◆ 青春文庫

大人のワザあり！ ㊢メール術

仕事、婚活、人間関係…そのまま使える厳選100フレーズ

石原壮一郎

メールひとつでたちまちうまく回り出す！「大人力」の元祖&本家直伝の処世術

648円 (SE-451)

料理の哲学

「五人の神様」から学んだ三ツ星のエスプリ

三國清三

料理を愛する世界中の人《すべて》へ—。「奇跡の一皿」を生み出すミクニの秘密とは

800円 (SE-452)

日本史の明暗を分けた運命の「手紙」

歴史の謎研究会［編］

命運を決した一通の手紙、そこには一体、何が書かれていたのか！——歴史の深層を読み解く一冊。

695円 (SE-453)

「儲け」の裏知恵

人にはぜったい教えたくない

岩波貴士

「安い方で十分ですよ」「私も使っています」…で思わず買っちゃう理由——目から鱗のアイデア事典！

590円 (SE-454)

ほんとうのあなたに出逢う ◆ 青春文庫

「話が通じない人」の心理
相手との「心の壁」に気づけばラクになる！
ストレスのない人づきあいのヒント
加藤諦三
657円
(SE-455)

「粗食」が病気にならない体をつくる！
夕食が遅い人、外食が多い人、食事制限が必要な人…も脳と体が10歳若返る「ラクラク」粗食法。
幕内秀夫
590円
(SE-456)

ネコが喜ぶ108の裏ワザ
しつけ・お手入れ・ヘルスケア…ネコの気持ちが100%わかる！
ペット生活向上委員会[編]
648円
(SE-457)

人生を見つめる70の言葉
急いだって何も変わらない—自分のペースで幸せな明日を見つける方法。
斎藤茂太
600円
(SE-458)

※価格表示は本体価格です。（消費税が別途加算されます）

ホームページのご案内

青春出版社ホームページ

読んで役に立つ書籍・雑誌の情報が満載！

**オンラインで
書籍の検索と購入ができます**

青春出版社の新刊本と話題の既刊本を
表紙画像つきで紹介。
ジャンル、書名、著者名、フリーワードだけでなく、
新聞広告、書評などからも検索できます。
また、"でる単"でおなじみの学習参考書から、
雑誌「BIG tomorrow」「増刊」の
最新号とバックナンバー、
ビデオ、カセットまで、すべて紹介。
オンライン・ショッピングで、
24時間いつでも簡単に購入できます。

http://www.seishun.co.jp/